# 熱血中醫教你養好肝

一看就懂一學就會！循肝經解病痛、強身健體的健康指南

馬光健康管理書院／企劃　建功馬光中醫診所 院長 廖述賢中醫師／著

# 馬光健康管理書院出版系列著作序

高宗桂教授／馬光健康管理書院院長

在二十一世紀我們經歷商業時代進步到e世代，又匆匆來到AI世代，醫療相關產業更應該走在時代的前端，成為新世代的健康守護者。台灣馬光中醫醫療網做為幸福企業，本著照顧好患者、員工快樂上班、注重專業技能、處事誠實正直等四大宗旨，期望成為台灣最傑出的醫療體系。

目前持續有計畫的訓練員工培養服務熱誠，吸取醫療專業資訊以外，我們在二〇一三年十月十日成立馬光健康管理書院，結合醫療網內對醫療管理教育充滿熱情的專業夥伴，大家拿起筆記型電腦編寫專業著作，寄望能夠幫助這個人性管理的健康事業，提升內部員工專業品質，更進一步想拋磚引玉，吸引更多優良企業來結盟奮鬥。

處在目前知識經濟的時代，影響企業的關鍵不再是勞力或資本，而是掌握與活用專業知識。醫療行業更需要知識型的員工，具有當責與仁愛的精神，不僅能夠運用所研讀的醫療常識撫慰病患脆弱的心靈，更能夠激勵員工，使工作夥伴個個成為術德兼備的醫療人才。過去五年，我們已經陸續出版中醫傷科、中醫內科與中醫婦科等普及版醫療相關書籍，未來三年內我們將出版馬光優秀青年醫師編寫的中藥藥膳保健、中醫保健技巧等中醫通俗著作，以白話但簡潔的敘述，使社會朋友很快能認同中醫學，進而能應用飲食與保健技術來利己利人，相信對民眾有一定的貢獻。

現在我們繼續出版科技普及著作，在整個叢書的建設過程中，堅持聘請中醫學、中藥學、管理學三個專業德高望重的專家組成編審委員單位，同時敦請出版中醫藥書籍較有經驗的編審人員來幫忙修正題材和內容，也聘請文學底子較深厚又懂中醫寫作的專家來校訂稿件。我們的叢書具有幾個特色：一、體現中醫藥學科的人文特色；二、匯集中醫臨床較有經驗的青年醫師編寫；三、堅持活用與實用的內容；四、盡量用白話的內容來闡述中醫的臨床意義。我們除了展現企業文化特點之外，更希望民眾訂閱本書院出版的系列叢書，進而了解中醫藥，愛好中醫藥，使用中醫藥，讓讀者享受中醫藥帶來的健康幸福！

推薦序

# 醫病醫人又醫心

李玉光／華人NLP暨催眠推廣教育中心 執行長與首席講師

當廖述賢醫師邀請我為他的這本關於中醫的新書寫推薦序時，說真的，當下，我是有點擔心的。畢竟，若真要論及深奧的中醫理論，我想我是不夠格的。只不過，當我拿到此書的初稿，端詳一番以後，我便放心了！（何也？讀者們繼續看下去，就會明白了。）

這些年，我所知道的廖醫師，他不僅醉心於中醫診療的研究，又再額外進修與鑽研多種坊間身心靈的專業範疇，如此的廣學而多聞，是為了能提供給他的病人們，更多療癒身心的方法與途徑。廖醫師的此舉，正體現了神經語言學（NLP）重要的假設前提之【身與心，皆同屬於人的部分；變動其一，即牽動另一】，亦即，若進行心理與精神層面的調整，也是有助於身體健康的恢復。當走筆至此，也讓我回想起，當時，廖醫師在我的NLP訓練——高雄班教室裡的場景，每當我講授到新的NLP理論與技巧，就會見他閉眼尋思……要如何將NLP，巧妙運用於中醫的診療體系裡？這畫面，我依然記憶猶新……。

終於，我在這本新書裡，見識到廖醫師將原本的中醫專業，結合他的所學，共同鎔鑄而成『廖派大榕樹療法』。就我看來，本書之特色，在於讀者們可以感受到廖醫師以著簡明易懂的筆法，解說著較不易明白的中醫理論，然後，再輔以生活實用的【自我測試】，讀者們可透過檢視自己的身體現況，以達到【預防勝於治療】的目標，同時，本書的【院長診療室】、【院長會客室】等專欄，運筆文風之清新流暢，如同不用大排長龍，也不用拿著號碼牌，就能親臨廖醫師的中醫現場講座。本書的【茶飲（膳）健身】、【穴位按摩】等專欄，更是一絕，讀者們平日就可以藉此，為自己的身體健康把關，自己就能動手DIY。至於，書內所附的QR Code教學影片，更是處處珍寶，有待讀者們去發掘並親身體會囉！

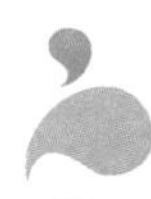



本書即將付梓之際，我樂見此一好書出版。順帶一提的是，廖醫師不僅看診親切用心，視病猶親，而且，他還古道熱腸，在每一年，我為弱勢團體所舉辦的公益募款系列講座，廖醫師都是熱心捐款，年年都默默贊助，我也在此一併表達感謝之意。

推薦序

# 樂學、熱血、樂於分享的醫者

黃福祥／馬光醫療網執行長

與廖述賢醫師認識已經十幾年了，他在二〇〇九年從台中來馬光中醫建功院服務，現在為建功馬光的院長。

述賢院長的個性樸實無華，不會有一般院長的架子，很受同事間的喜愛，馬光的活動，不管是運動會、聚餐、旅遊、尾牙皆可以看到他和同事打成一片，和樂融融，且他也都會帶著老婆一起活動，是標準的好老公。讓我佩服是他的好學，你會經常發現他利用假日去台北、台中上課，也由於述賢醫師的好學，他的涉獵頗廣，內科、針灸、傷科無不精通，而他的老師鍾永祥老師、張國養老師都是中醫界頗負盛名；更難得的是，他願意不藏私的分享，經常受邀演講，各醫學院中醫系幾乎都有他的演講身影，民間團體

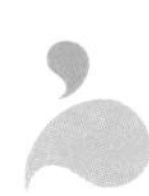



演講會中也常見他的蹤跡。馬光中醫和義守大學學士後中醫系合作辦的業師計畫中，義守大學學士後中醫系學生來馬光中醫跟診學習，他也是頗受學生要求跟診的指導老師，學生也對述賢老師可以熱心的教導很是感激，且學生們都受益頗多。

述賢醫師這本書在談如何養好肝，中醫的肝並不單指肝臟，它的範圍很廣，也跟情緒方面有關；現代的人競爭比較激烈，而伴隨而來的壓力常導致失眠、頭痛、胸悶、易怒、憂鬱等，皆與養好肝有關，相信讀者看完這本書對養身一定有莫大的幫助。

推薦序

# 既「一以貫之」、又「兼容並蓄」的醫道觀念

歐陽立中／暢銷作家，爆文寫作教練

認識述賢中醫師，是因為他來參加我的爆文寫作課。印象最深刻的是，他自我介紹說自己是「抓寶中醫師」，因為他有在玩寶可夢遊戲。我那時好奇的是，一個中醫師為什麼要來學寫作呢？直到讀了《熱血中醫教你養好肝》這本書，我才終於明白。因為述賢最特別的是他的醫道：既「一以貫之」、又「兼容並蓄」。這本書完全體現了他的醫道！

先從「一以貫之」說起吧！當初我受述賢的邀請寫推薦序時，其實有點擔心，因為我對中醫知識完全不懂啊！萬一讀完述賢的大作後，沒辦法寫出個所以然，那豈不是辜負他的用心了？但我閱讀《熱血中醫教你養好肝》後，發現述賢專業又貼心。他專業地聚焦在

「肝」，專注跟你談如何多數健康問題皆來自於肝，所以不是頭痛醫頭、腳痛醫腳。而是找到根源，用保健知識預防疾病，逑賢甚至以此獨創一套「大榕樹療法」。而他貼心的地方在於，這本書就算你跟我一樣，沒有中醫知識背景，也完全可以輕鬆閱讀。因為每個章節，逑賢會先從肝的角度，分析各種健康問題，像是睡眠障礙、經期不順、乾眼症、胃食道逆流等。接著，再告訴你如何透過「飲食調理」和「穴位按摩」預防或根治。

再來談「兼容並蓄」吧！我發現《熱血中醫教你養好肝》並不是只側重中醫專業術語，反而還兼顧「心靈調養」的療效。因為逑賢發現，很多病根來自於患者的情緒和壓力。如果只是醫病，而沒有改善患者的生活，那麼他遲早還是會為病所苦。為此，逑賢還特別去學習各種身心靈課程並考取執照，像是「NLP執行師」（神經語言程式）、「國際催眠執行師」、「臼井靈氣證照」。把這些都融入了他的醫道。所以《熱血中醫教你養好肝》書裡，你還會學到各種調養心靈的技巧，像是EFT釋放情緒技巧、NHR神經催眠再模式化等。逑賢醫師不僅要你見樹，更要你見林。

健康是一個人最大的財富！但為工作、家庭拚搏的你，有多久沒有關心自己的健康了呢？只要你願意，一切都來得及。誠摯推薦你閱讀述賢醫師的《熱血中醫教你養好肝》，讓你重新奪回健康的主導權！

推薦序

# 從肝護起，賦活肝臟自癒力

蔡忠憲／康富物理治療所院長

恭喜廖醫師將這本集多年學習與臨床經驗大成的好書寫成，分享給群眾及同道，推動廖醫師精進的本心，我想一定是基於對患者希望能找尋良醫、治療自身問題的迫切想法，不停地在臨床上反覆思索解決之道，而且將所有所學真正實踐在患者身上，終能成為大家，如書中所言，廖醫師謙稱治療頭痛聖手，實際上廖醫師能處理的問題實在太多。

本書架構從病症論起，引用中醫、西醫的觀點加以融合，再從每一個常見的問題切入，「院長會客室」講病因診斷、「院長診療室」分享解決之道，診斷的方式以中醫為主，加上西醫觀念的輔助，只要有能幫助患者的方式、符合患者的病症，廖醫師就會採用，反覆驗證之後綜合成一套療程，總是精準有效。特別的是有關其他面向的處理方式，廖醫師還特地彙整成附錄供讀者參考，這些方式每一個都是一項正式課程，需要投入學習、時常應用，才能這麼簡單而完整地呈現出來，讀完這本書，就像上過這些課程一樣，應用性非常高。

我與廖醫師相識甚早，廖醫師當時門診已然絡繹不絕，但他總會找出時間，背上行囊就到處學習，凡是課程最經典有效的、最嶄新開放的、最理論艱深的、最操作實用的，總會看到他的身影，而且廖醫師非常尊重知識，每一次的分享都會仔細整理，並詢問原創者是否正確？可不可以分享？並樂於與同道分享、不厭其煩，治學實作嚴謹，從本書的創作也可見一斑。

誠摯推薦您閱讀本書，將書中觀念好好運用在生活中，從肝護起，讓眼睛、皮膚、筋骨、腸胃、心血管、婦女病症、睡眠情緒，都因本書而健康起來！

# 序言

我的「一以貫之」思維，在我多方位學習各種領域專業知識的同時，能否很巧妙的融合在一起呢？誠如中醫前輩所言：醫學知識就像肉粽一樣，每個肉粽必須有一個頭串起，才不至於散亂無章。醫學知識浩瀚無涯，學無止盡，中醫的脈診、舌診與經絡循行、遠處取穴（董氏、譚針系統）、內難經的五行系統（皮脈肉筋骨）的針靈等，知識龐雜而深遠。讀書會群組學弟曾言：「整個學習和治療的過程好像在拼圖，不斷的尋找遺漏的那一塊，用以提高命中率來增強療效。」不論是中醫傳統理論，西醫解剖觀點，或是新興的可測得的電磁波能量，或不可測得的心靈理論，同樣著眼於這個人的身心問題，是否能不侷限方法將其優勢整合在一起，藉以提升整體治療成效。

其實運用蔡忠憲老師的「KPM關鍵點療法」，透過「SFMA精選功能性動作評估」，與「NLP神經語言程式學」、「EFT情緒釋放技術」，再加上儀器的輔助，就可以整合中醫傳統經絡臟腑、內科用藥理論與西醫的器官解剖部位，以及意識、潛意識的心靈層面，達到身心靈的大一統。舉「腰痛」問題為例：病人主訴腰部疼痛，運用NLP語言精髓有助醫病雙方確認疼痛範圍是十二正經的足太陽膀胱經與奇經八脈的帶脈。接下來透過進一步問診與SFMA動作評估，馬上就可以對應到應該選擇從哪一個系統來獲得快速有效的療效。如何治療呢？不外乎是針灸取穴（如修養齋的飛經走氣、譚無邊的譚針、董氏奇針、潘曉川的針靈、黃麗春的耳醫學、蔡忠憲的關鍵點、肌肉的激痛點、頭皮針），藥物治療（如經方、時方、空間醫學小小方），運動治療（有氧、肌力、柔軟度、動作控制能力），或是採用潛意識治療。

## 系統性的思辨方式

一位病人從進門到處置完畢僅需2～4分鐘，診治不再雜亂無章，隨性選取，避免不斷在錯誤中尋找答案。透過我的整合方式，都有所本，都有依據，如此才能利用NLP訓練所引用的「TOTE」模式，在治療過程中進行解析測試（Test），讓病患身心均作出改變（Operation），以便更容易達成所定的目標。有了改變後，才知道如何繼續測試（Test），進行下一步的滾動式修正，直至目標達成為止（Exit），有效率地解決問題。

## 廖派人體大榕樹療法

猶如洪成龍學弟所說：「沒有撞不破的牆，只有怕痛不敢撞的人，有沒有勇氣學習不同的系統，吸收它的優點再納入原本自己已經有的資源裡面來使用。」我將多年來習得的各式各樣內科、針傷知識，以及心理治療方法，總結整理出來後，稱它為中醫「人體大榕樹療法」，我解構這些方法並重新組合起來，成為一個符合科學，擁有再現性、邏輯性、可驗證性，具有流程圖結構的中醫治療法。為了區隔我和其他中醫師的不同，同時也為了以後的發展，我將此中醫治療流程命名為「廖派人體大榕樹療法」。

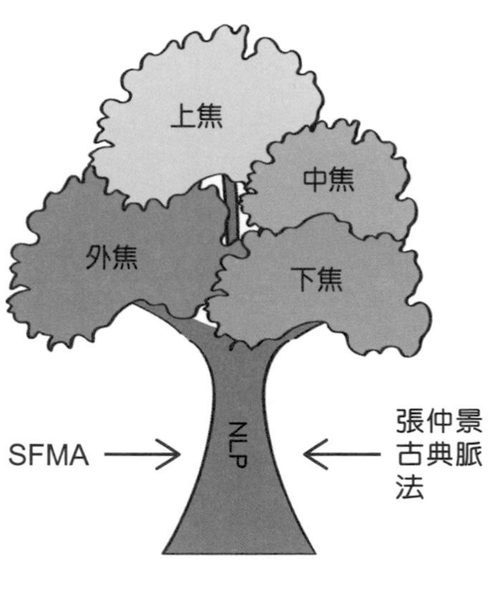


某天我夢到了清末民初戰亂、雨傘、蜘蛛絲的畫面，當時是凌晨五點半，看到蜘蛛絲的畫面，莫名地就知道這是我「一以貫之」道理的呈現，拉遠距離之後發現蜘蛛絲掛在一棵榕樹的樹枝，而這棵榕樹正是我母校成功大學的那棵，在那一剎那間，我頓悟了，我的治療人體觀點的象徵

就是一棵榕樹，原來「人體大榕樹」就是我一直以來追求的治療方法。

榕樹簡圖就是樹幹，樹葉與串連其中的維管系統。左右兩筆形成樹幹就是SFMA（精選功能性動作評估）和張國養老師家傳的「張仲景古典脈法」，這兩大樹幹撐起了整棵樹，也就是撐起了我的「治療人體觀點」。而在樹幹的基礎之下長出的綠葉集結而成的四個樹冠，是已逝郭志辰老師的「空間醫學」四大區域（上、中、下焦及外焦），空間醫學是從傳統中醫昇華而來的觀點，「外焦」用來提供人體空間能量流動的「公轉」；「上、中、下焦」則是人體的臟腑能量輻射稱作「自轉」。

夏天，人體元氣充足，此時只需用空間醫學的小小劑量，就足以供人體各種細胞能量吞吐，如同樹葉的葉綠體的光合作用儲存太陽能量和從水釋放氧氣，提供人體清新怡人、有氧愉悅的優良環境而啟動人體修復；等到冬天樹葉掉落，代表人體處於休養或萎靡時，就需要使用SFMA和張仲景古典脈法來治療疾病。榕樹需要維管系統為植物體上下輸導水分與養料，做為維管束相互串連樹幹與樹葉的則是NLP神經語言程式學，NLP促進了醫病之間的親和力，進而產生有效率的對談，當然也有支持整體醫療的效用。

有了這一棵人體大榕樹，配合西醫病名與解剖，尋找中醫理論的病因、病機，為人體能量找出空間的治療觀點作為臨床指導，透過SFMA與舌脈的評估診斷，配合針藥、諮詢治療等方法，改善人體與外在環境的融洽，就是我的「一以貫之」的「廖派人體大榕樹療法」。

正如交通安全宣導廣告，「一個都不能少，因為不管失去哪一個，你都承受不了。」我從醫的初衷是縱使只有一個人，也想幫助因病所苦的人減輕病痛。或許很多人會這麼想，「這種不知天高地厚的事要怎麼做到啊！」我的策略其實很簡單，即是推廣中醫，傳達健康、疾病的正確知識，在罹患疾病之前先「預防」。罹患疾病的患者在患病之前，多半都是對疾病完全不關心的人，因此，一旦患病了，就會非常焦躁不安。有時，我也會給病患關於疾病的簡易說明衛教單，與該疾病有關的常見問題，答案全部都已寫在上面的。然而99％的病患不會去讀這個小單張，為什麼不讀呢？原因在於大家平時沒有閱讀或學習的習慣，平時完全沒有閱讀習慣的人在身心狀態不好的情況下，更不可能會去閱讀。平常就對健康或預防疾病高度關心的人，則會去學習預防疾病的方法，他們也很關注健康資訊並注重飲食、運動與睡眠，所以這些人能夠大幅降低患病的機率。

## 知識，預防了疾病

我深信，可以用健康與預防疾病的相關知識來預防疾病發生。因此，為了將這些健康或疾病的知識盡量普及，我不斷更新YouTube影片，也會發布臉書文章。希望大家與我一起藉由養成學習的習慣來改變現實、自我成長，使自己變幸福的同時，也能得到「健康」這無可取代的至寶。撰寫這本書籍的真正原因，是希望讓讀者將健康視為理所當然的生活習慣，提升對預防疾病的關注並儘可能減少患病的人與痛苦。身為中醫師，沒有比這更幸福的事了。

## 致謝

我的針灸派別是修養齋的「飛經走氣派」，特點是重視取穴與補瀉，強調得氣與引導氣的走向。我的恩師鍾永祥老師就是修養齋的弟子，鍾老師為人親切，治學勤奮，診所裡面的書籍都是密密麻麻的註解和明顯翻看的痕跡，老師教學時我有幸做為銅人（老師尋穴以及入針的示範模型），因此穴位的定位及針下感覺得其真傳，如今才能在幫病患針灸時提前告知針感，讓病患有所準備及驚訝於經絡確有其事！

鍾老師篤信佛教及積德，所以於九二一大地震，整棟大樓攔腰倒地的東勢王朝大樓，當時帶走了28條人命，老師奇蹟地受困於地震之後的斷垣殘壁內三天三夜，被救出時，老師不僅神情鎮定，身體狀況也仍十分良好。地震後，老師的家除了客房的一小角有空隙外，其他地方都被擠壓在一塊，老師非常幸運地就卡在那一小角中。事後，鍾老師告訴我們這些學生是菩薩的救助與保佑，並利用他的中醫知識才讓他可以安全存活，所以老師一如過去兢兢業業，在中醫師的崗位上奉獻畢生所學。雖然，老師於二〇一七年駕鶴西歸，但每一次當我下針時，我總是彷彿聽到老師獨特的口音述說：曲池、血海治全身癢。再一次向您致敬與道謝，感恩有

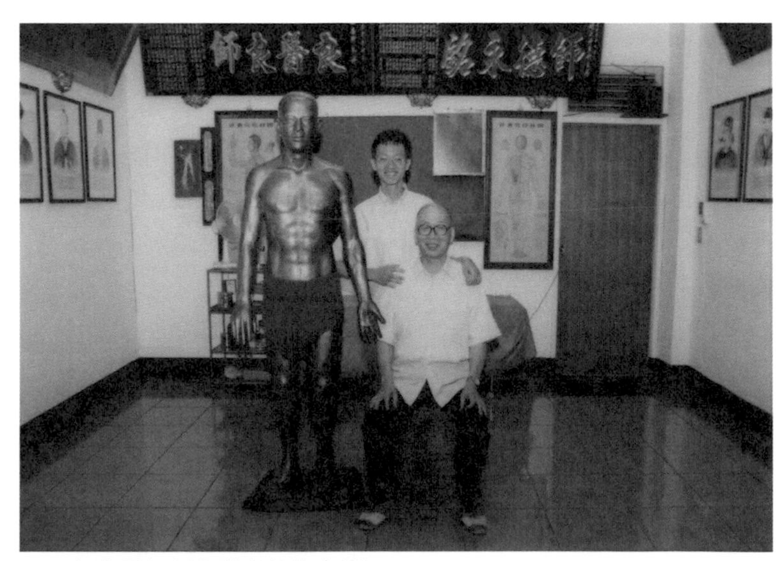

2002年與恩師鍾永祥老師的合影

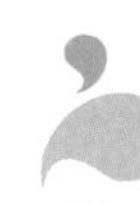



您成為我中醫生涯的啟蒙導師，因有您的教導，才有我今日的成就。

我的內科啟蒙老師則是長居台中太平山區的張國養老師，老師家傳醫學淵源，醫術通博，對於經方的應用非常了解，但是也不偏廢時方。老師認為治病應該講究探尋病之所在，如外感則以《傷寒論》的方劑為主，若是內傷當用金匱內容來區分是因弱而病還是因病而弱，就能精準的用藥，就能做到以簡單的方法處理複雜的病情，而終能達到目標。不主張著力於使用複雜或特殊的方藥，而增加行醫的風險。能夠得到老師的的認可而傳承中醫的香火，身為中醫師的我，實感榮幸，再一次感謝老師的教導。

感謝蔡忠憲老師的「KPM關鍵點療法」，就是這個筋膜解剖知識的誕生，讓我原本中醫裡內科和針傷科的分歧得以靠攏，並且讓我在看診時不管是中醫角度或西醫角度來看這個人都不會產生互相矛盾的看法而無所適從。運用「KPM關鍵點療法」裡面的SFMA就可以整合中醫傳統經絡臟腑及內科用藥理論與西醫器官解剖部位，加上NLP就能與意識、潛意識的心靈層面，達到身心靈的大一統。

與身心靈老師李玉光老師的認識是很特別的機緣，因我想要學到艾瑞克森的隱喻，並且能和病人溝通讓其回家做該做的衛教與改變，因此報名《華人NLP暨催眠教育推廣中心》的NLP課程，才得以和李老師相識。爾後更發現講師Hogan Lee（李玉光）是各大企業公司爭相邀請的講師，而且老師所教導的學生裡有許多來自各行各業的菁英，不約而同地，皆出現在老師的課堂裡。我也因為老師在解說「從屬等級」時改變我的信念與價值觀，才讓我確定自己「推廣中醫」的奮鬥目標，才有這本書的問世，當然我也從老師那兒，取得了《NLP專業執行師》、《國際催眠執行師》、《臼井靈氣・初階》的專業證照。

最後，感謝我的父母及兄嫂，讓我能無憂無慮地念書學習，在各方面全力支持我，讓我能有機會去體驗不同的事物，以及妻子的無微不至的生活照護及鼓勵，還有建功馬光的同仁是我最堅強的後盾依靠，讓我創造了許多精采豐富的中醫生活，有你們真好！

廖述賢 謹識

二〇二一年仲夏 於建功馬光中醫診所

# 目錄 Contents

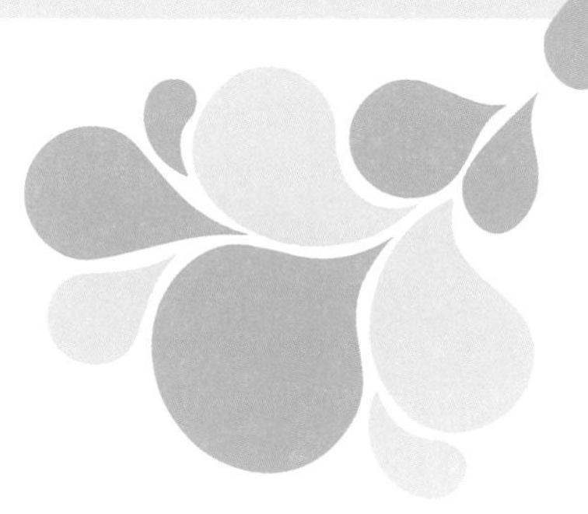

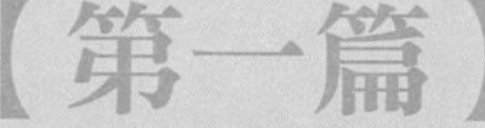

【第一篇】

# 身心問題從肝論治

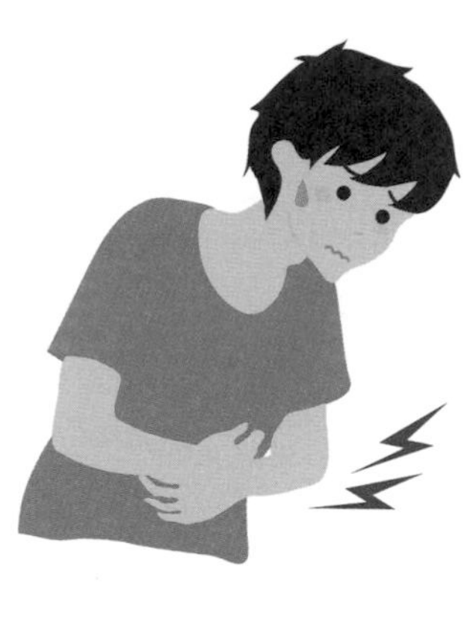
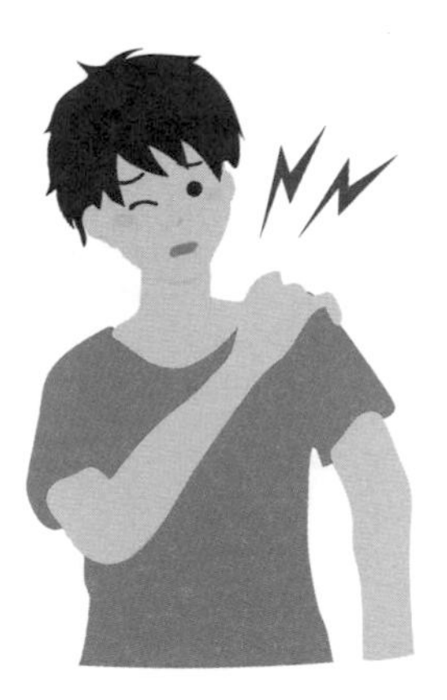

工商社會裡，一切講求速度、效率與高品質，尤其科技發展已經來到了AI人工智慧的時代，工作職場競爭激烈、生活節奏緊湊、進餐時間不規律、3C產品的聲光刺激，以及人際互動型態改變，加上自我意識與高度期許等等因素，使得現代人長期處在身心高度緊繃狀態。多重因素影響之下，人們經常會出現頭痛、頭暈、健忘、無法專注、失眠、緊張焦慮、抑鬱或易怒等症狀，但在臨床上可能還不能構成特定的診斷病名，西醫通常以「自律神經失調」帶過，這類無法被歸類於特定疾病的問題，由於成因複雜，且大多源自於生活型態（因此有人稱「生活習慣病」），所以這類問題不易治癒且容易反覆發生。

多年臨床經驗發現，現代人常見的健康問題，如頭痛、失眠、高血壓、疼痛問題（胃痛、肌肉痠痛）、情緒障礙，甚至女性月經不順、男女不孕等病症，大多與中醫的「肝」有直接或間接關聯性。這裡所指的肝，除包含肝臟這個實體器官的生理功能，還涵蓋了十二經絡中的足厥陰肝經與手厥陰心包經。另外，肝膽相表裡，所以中醫說到廣義的「肝」，事實上也把膽的功能包含在裡面。廣義的「肝」主要生理功能為「疏泄」與「藏血」，倘若肝功能失衡就可能發生肝鬱、肝火等問題；肝也主管筋的問題，所以筋膜、筋肉方面疾病可以從肝著手，近年最夯的「肌筋膜」、「解剖列車」話題，即與中醫的肝有著密切聯繫；此外，中醫稱「肝開竅於目」，所以眼部疾病也必須從肝論治。

中醫在診斷及治療疾病時講究「整體觀」，許多問題不單單只看臟腑本身，還要考慮到五臟六腑彼此之間的生剋關係。因此，在「從肝論治」的基礎上，我也會適時將「君臣佐使」的主次關係做調整，除了在治療主方中輔以治肝藥物，必要時甚至會反客為主，將治肝之方變成君主之方，往往可以獲得非常好的療效。比方失眠症狀，經過辨證之後給予主方之外，若能再加上「疏肝解鬱」、「活血安神」的方藥，治療成效會更好；再譬如皮膚科最常見的濕疹問題，雖然病位是在肺（因肺主皮毛），但是症狀表現卻在心（因為「諸瘡痛癢皆屬於心」[1]），此時若用治療肝脾不和的方藥來當基本方，反而比直接單用一般治療皮膚問題的傳統方劑效果更好。

過去多年來的臨床經驗發現，若單一從傳統的診治思維，以臟腑生理功能作為出發點去著手，往往治療效果較緩，甚至患者病情未能如預期獲得具體改善，可若加上西醫及現代醫學理論，例如針灸時配合「α（alpha）波呼吸法」（參考P.280），處理情緒問題或失眠時搭配「NLP（神經語言程式學）」[2]，將中西醫學理論互相融合並擇優而用，往往能獲得較好的治療成效，不僅能改善病情，縮短生病的病程，且疾病不會反覆遷延發作。

---

1「諸瘡痛癢，皆屬於心」出自《素問・至真要大論》的「病機十九條」，意思是指一般皮膚瘡瘍問題，出現發熱、疼痛、搔癢等症狀，多為心火熾盛，血分有熱所致。

2NLP的全稱為Neuro-Linguistic Programming，中文一般翻譯為「神經語言程式學」，是一種用語言去影響身心狀態的具體方法，幫助人們有效溝通及增強自信，輕鬆地達成目標，讓人生更美好。NLP創始於美國加州大學Santa Cruz分校，有兩位創始人，一位是理察・班德勒（Richard Bandler），他雖主修電腦學卻醉心研究人類行為，另外一位是任教於加州大學的語言學家約翰・葛瑞德（John Grinder）。他們兩位研究模仿溝通大師葛瑞利・貝特森（Gregory Bateson）、艾瑞克森催眠治療學派創始人米爾頓・艾瑞克森(Milton Erickson)、家庭治療大師維珍尼亞・撒提亞（Virginia Satir）及完形治療創始人弗烈茲・皮爾斯（Fritz Pearls）等人在人類溝通以及心治療方面所運用的語句、策略，再加上獨創的理念整理出NLP的理論架構。經過多年反覆的臨床實驗，證實NLP運用於人類行為改變方面具有非常顯著的效果。

# 認識中醫的將軍之官——「肝」

有句廣告詞說：「肝若好，人生是彩色的；肝若不好，人生是黑白的。」多數人對於肝的印象可能都與肝炎、肝硬化、肝癌等疾病有關，這裡的肝是西醫解剖學上的實體器官，而中醫對於人體器官則有不同的說法，一般稱「臟腑」，包括肝、心、脾、肺、腎等五臟，以及膽、小腸、胃、大腸、膀胱、三焦等六腑，雖然名稱與西醫相同，但中醫學將這些臟腑的生理功能、病理變化，以及彼此之間的相互影響取類比象，將陰陽五行等特性運用在臟腑理論裡，依此擴展出疾病的診治方法。

## 肝是統領氣血的領袖——肝臟生理功能

中醫「藏象」理論中將肝的功能歸納出二大類，一是「主疏泄」，另一類是「主藏血」。

・**肝主疏泄**，是指肝具有疏散（疏通）、宣泄的功能，從生理方面的氣血津液的調節到心理層面的情緒調暢，都與肝臟疏泄功能有關。「氣」在人體各個臟腑上下內外、升降出入，都需要肝這個「將軍」[3]來指揮調度，才不會亂跑亂竄。當氣機運行順暢，連帶的血液的運輸也可以順利進行，因為中醫認為「氣行則血行」，血液需要氣的固攝與推動作用才能在血管裡正常流動。同樣的，水分的代謝也與肝臟疏泄作用有關，中醫治療水腫，有一個著名的「理氣以治水」理論，它的立論依據就是源自肝主疏泄的作用，利用氣將多餘水分帶走並排出體外。除此之外，肝臟疏泄功能也影響了消化系統與男女生殖機能，尤其是女性月經週期的規律性與肝息息相關，所以中醫有「女子以肝為先天」的說法。

除了生理功能方面肝臟影響甚鉅，情緒的調節也受到肝臟疏泄功能影響，歷代中醫學家在描述肝時，常會將其與情緒（中醫稱「七情」，包括怒、喜、思、憂、悲、恐、驚）中的怒氣連結。《素問・臟氣法時》提到：「肝病者，令人善怒。」《素問・陰陽應象大論》中則有「肝在志為怒，怒傷肝。」的記載。肝除了與「怒」氣有直接關係，也主導了所有七情的疏通調節，若是肝氣不舒，人比較容易出現憂鬱、焦慮、緊張不安等情緒障礙。

・**肝主藏血**，是指肝具有貯藏血液，以及防止出血、調節血量的作用。中醫稱肝為血海，全身的血液在五臟系統正常生理狀態下源源而來，最終儲存在肝臟中等待供應給身體各部位使用[4]。這些藏血不僅供身體所用，最重要是濡養肝臟自身，確保肝臟的陰血充足，使肝陰（血）與肝陽（氣）處在和諧狀態，這樣的陰陽平和狀態才能使肝臟疏泄功能維持正常。「人動則血運於諸經，人靜則血歸於肝臟」，肝臟能夠隨著人的動態或靜態生理活動，及時調節血液的分配，以維持生理機能正常運作。肝主藏血所說的血也與精神活動有關，如《靈樞・平人絕穀》所說的「血脈和利，精神乃居。」

## 肝臟病理表現

認識肝臟主要生理功能之後，就要來看看病理表現。肝臟主要的病理表現包括「肝鬱」、「肝火」與「肝風」等證候。什麼是「證候」呢？中醫治療疾病講究「辨證論治」，「證」是中醫獨有的概念，其內涵包括了「證名」、「證候」、「證型」。「證名」，是指診斷名稱，也就是將疾病的病位（病灶部位）、病性（疾病屬性）概括成證名，例如肝鬱脾虛證、脾腎陽虛證等；臨床上大多將比較常見的典型證稱為「證型」；而「證候」則是指每一個證所表現出來的個人主觀自覺的症狀與醫師客觀評估的徵象。

- **肝鬱**，主要是指肝臟的疏泄功能受到阻礙、阻滯。肝臟在五行被歸屬於「木」，所以有喜歡向上、向外伸展的特性，若這種舒發疏泄的作用受到抑制，氣機升降出入受阻，不但血液、水分代謝受到影響，氣機阻滯也會使身體局部產生疼痛，即所謂「不通則痛」，尤其是肝經脈循行經過的部位，例如胸脇肋、少腹等都會有脹滿竄痛感，因此，女性經期的乳房脹痛也與肝氣鬱結有關。肝鬱的影響不只在生理方面，也影響情緒精神活動，通常表現為情緒低落抑鬱、經常唉聲嘆氣（即「善太息」），且情志不遂也會加重肝鬱問題，形成一種惡性循環。
- **肝火（熱）**，是指肝的機能亢盛而出現熱象或衝逆症狀。造成肝火上炎的原因主要還是來自於肝鬱，因為肝鬱日久會轉而化為火（熱），此外，若是感受火熱之邪累及肝臟，也會導致肝火。肝火向上衝就容易有頭痛、耳鳴、脇肋疼痛，或是失眠、煩躁，因為中醫稱「肝藏血，血藏魂」，肝膽主魂魄的「魂」（魄為肺所主），若是火熱侵擾心神，致使魂不守舍，就容易急躁易怒、失眠且多夢。
- **肝風**，是指病變過程中出現眩暈、身體動搖或抽搐等症狀，一般稱「肝風內動」，以便與外感風邪做區別。造成這種病理變化的病因、病機和肝主藏血、主筋、開竅於目，以及其經脈上巔頂入絡於腦部等功能失調有關。肝風有虛證、實證之分，虛者多是由於陰液虧虛所致的陰虛動風（症狀為手足蠕動、眩暈、耳鳴等）、血虛生風（症見肢體震顫、關節拘急、肌肉瞤動等）；實證者則是由於肝陽化風（症狀為頭脹、頭痛、急躁易怒，甚至突然昏仆）或是熱極生風（症見高熱、頸項強直、兩目上視、手足抽搐、角弓反張、牙關緊閉等）。

## 認識中醫肝經脈與西醫深前線

身心問題從肝論治，除了思考肝臟生理功能與病理表現，不能忽略十二經絡上有一條肝經與經筋。「經絡」內屬於臟腑，外聯絡肢體，是臟腑與體表之間的溝通通路，使得人體臟腑組織器官得以聯繫成為一個整體，並藉以行氣血、營陰陽，使人體各部內外保持協調和維持相對平衡。

肝經屬於足部陰經（足厥陰經脈），從大趾背毫毛部開始向上，沿著足背內側至大腿內側環繞陰部，再從小腹向上通過膈肌，分布脇肋部，向上進入咽喉（頏顙），然後連接眼球後的脈絡，最後上行至額部，再與督脈交會於頭頂。「經筋」是在十二經脈循

肝經與經筋的循行路徑

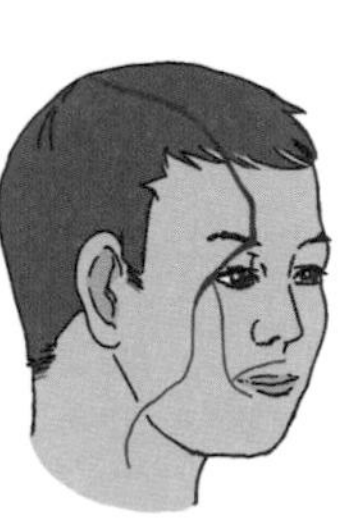

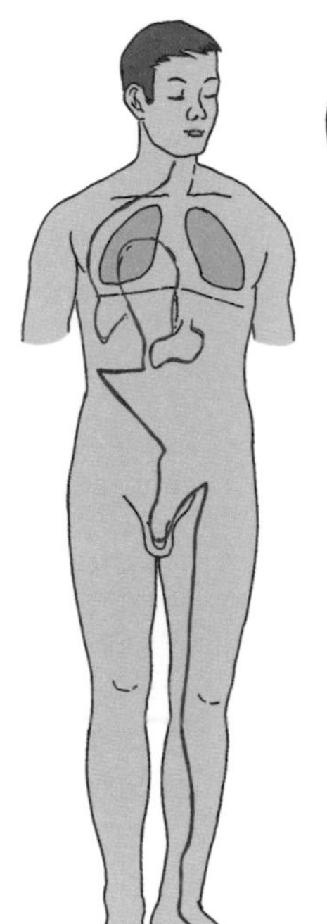

足厥陰肝經脈

肝經經筋

行部位上分布於體表肌肉系統的總稱，每一經筋都包括了在同名經脈循行部位上的若干肌肉群，因此十二經筋也是按照十二經脈來命名。根據《靈樞・經筋》所記載：「足厥陰之筋，起於大指之上，上結於內踝之前，上循脛，上結內輔之下，上循陰股，結於陰器，絡諸筋。」

針灸治療疾病的原理是通過刺灸腧穴，以疏通經氣，恢復調節人體臟腑氣血的功能，藉以達到治病的目的。所以經絡（經筋）循經上的疼痛問題，可以使用針灸穴位來治療，例如足大趾與足內踝前部疼痛或小腿脛骨內側處痛，可以針刺肝經的太衝穴來治療下肢以下的疼痛。同樣的，肝臟有病，也可選用肝經或膽經所屬穴位來治療，例如乾眼症可按摩大敦穴來改善；紅眼症則可按摩足臨泣穴；曲泉穴可改善更年期障礙；風池穴能治療頭痛問題。運用這樣的概念，屬於肝經問題的陽痿、早洩問題，我也常用厥陰經處方「四逆散」加減來治療。

我們經常看到媒體網路有許多人推廣敲膽經、肝經來增加氣血循環，前面提到肝主導氣機疏泄，經絡的暢通確實有助氣血運行，進而預防肝鬱、氣滯、瘀血等問題發生，但肝經的作用可不僅用來針灸、推拿按摩，肝經循行路徑與「解剖列車」的「深前線」息息相關。

「解剖列車（Anatomy Trains）」是Thomas W. Myers所提出，他從解剖學出發，將人體的筋膜依照解剖位置的深淺分為許多路線，主線有7條，支線有4條。肌筋膜連結特定相關肌肉群形成「肌筋膜軌道」，而肌肉位於骨骼的附著點（近關節處）就是「車站」，我們在做肌肉伸展收縮動作所產生的力就如軌道上行駛的火車。

# 解剖列車深前線路徑

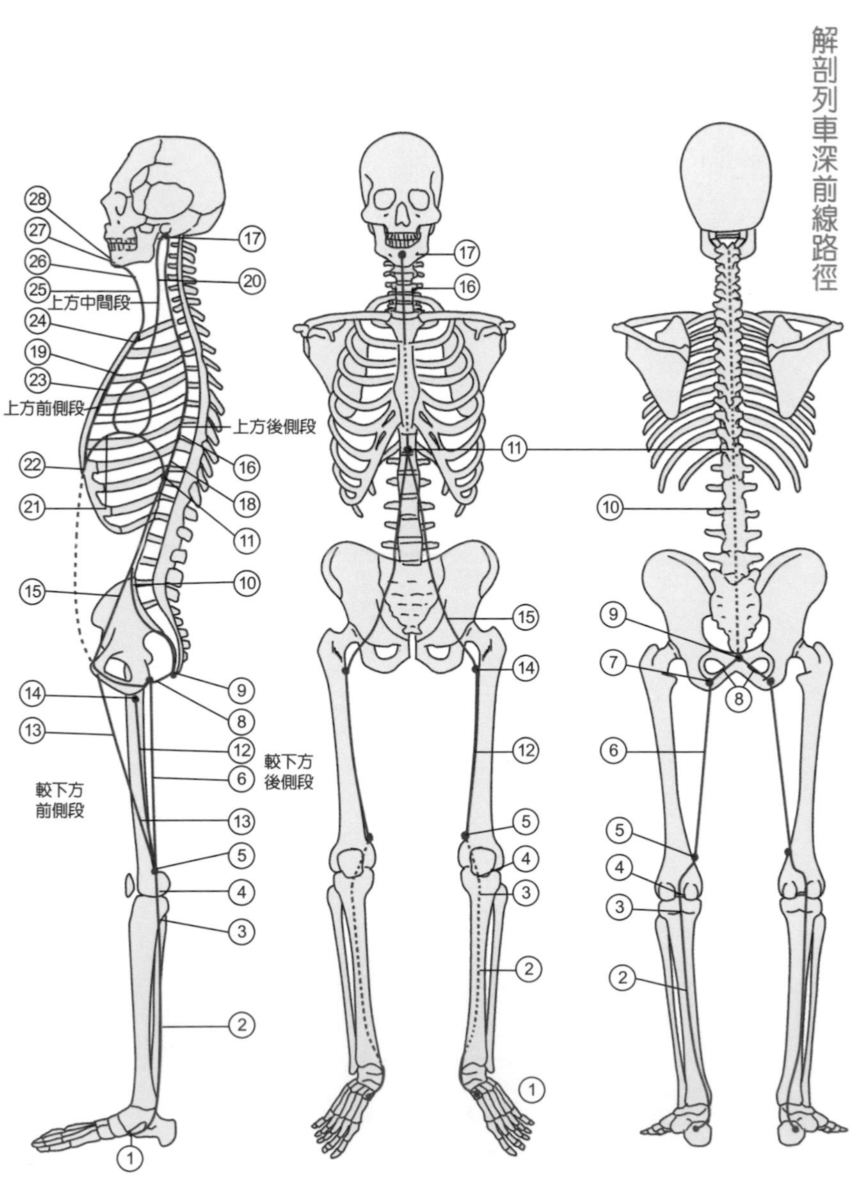


資料參考：Thomas W. Myers 的《解剖列車》（台灣愛思唯爾出版）

| 骨骼車站 | | 肌筋膜軌道 |
|---|---|---|
| **最下方共用段** | | |
| 足底附骨、腳趾的掌面 | 1 | |
| | 2 | 脛後肌、屈趾長肌 |
| 脛骨/腓骨上後側 | 3 | |
| | 4 | 膕肌筋膜、膝關節囊 |
| 股骨內上髁 | 5 | |
| **較下方後側段** | | |
| 股骨內上髁 | 5 | |
| | 6 | 後側肌肉間膜，內收大肌與內收小肌 |
| 坐骨支 | 7 | |
| | 8 | 骨盆底肌筋膜・提肛肌、閉孔內肌筋膜 |
| 尾推 | 9 | |
| | 10 | 前側薦椎筋膜與前縱韌帶 |
| 腰椎椎禮 | 11 | |
| **下方前側段** | | |
| 股骨內上髁 | 5 | |
| 股骨組線 | 12 | |
| | 13 | 內側肌肉間膜・內收短肌與內收長机 |
| 股骨小轉子 | 14 | |
| | 15 | 腰肌、髂肌、恥骨肌、股三角 |
| 腰椎椎體與橫突 | 11 | |
| **上方後側段** | | |
| 腰椎椎體 | 11 | |
| | 16 | 前縱韌帶、頸長肌與頭長肌 |
| 枕骨基部分 | 17 | |
| **上方中間段** | | |
| 腰椎椎體 | 11 | |
| | 18 | 後側橫膈、橫膈膜、中央腱 |
| | 19 | 心包膜、縱膈、壁層肋膜 |
| | 20 | 頸椎前肌筋膜、咽縫、斜角肌群、內側斜角肌筋膜 |
| 枕骨基底部分、頸椎橫突 | 17 | |
| **上方前側段** | | |
| 腰椎椎體 | 11 | |
| | 21 | 前側橫膈 |
| 下肋、軟肋、劍突的後面 | 22 | |
| | 23 | 胸內筋膜、胸橫肌 |
| 胸骨柄後側 | 24 | |
| | 25 | 舌骨下肌、氣管前肌筋膜 |
| 舌骨 | 26 | |
| | 27 | 舌骨上肌 |
| 下頜骨 | 28 | |

足少陽膽經

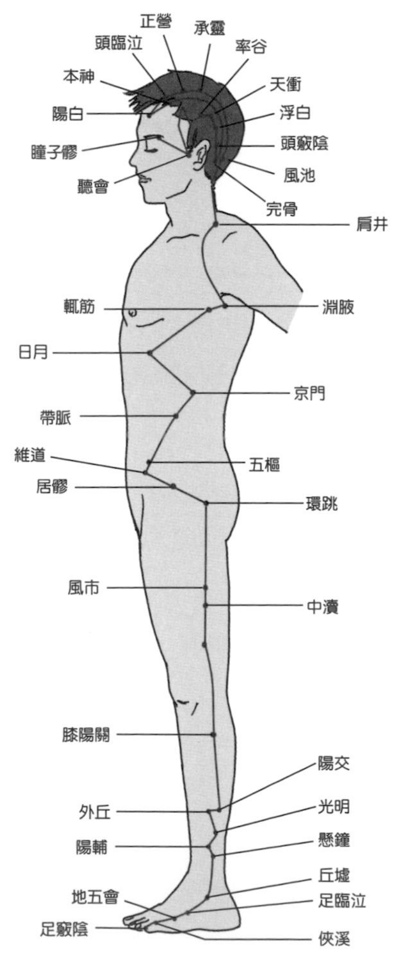
正營
承靈
頭臨泣
率谷
本神
天衝
陽白
浮白
瞳子髎
頭竅陰
風池
聽會
完骨
肩井
輒筋
淵腋
日月
京門
帶脈
維道
五樞
居髎
環跳
風市
中瀆
膝陽關
陽交
光明
外丘
懸鐘
陽輔
丘墟
地五會
足臨泣
足竅陰
俠溪

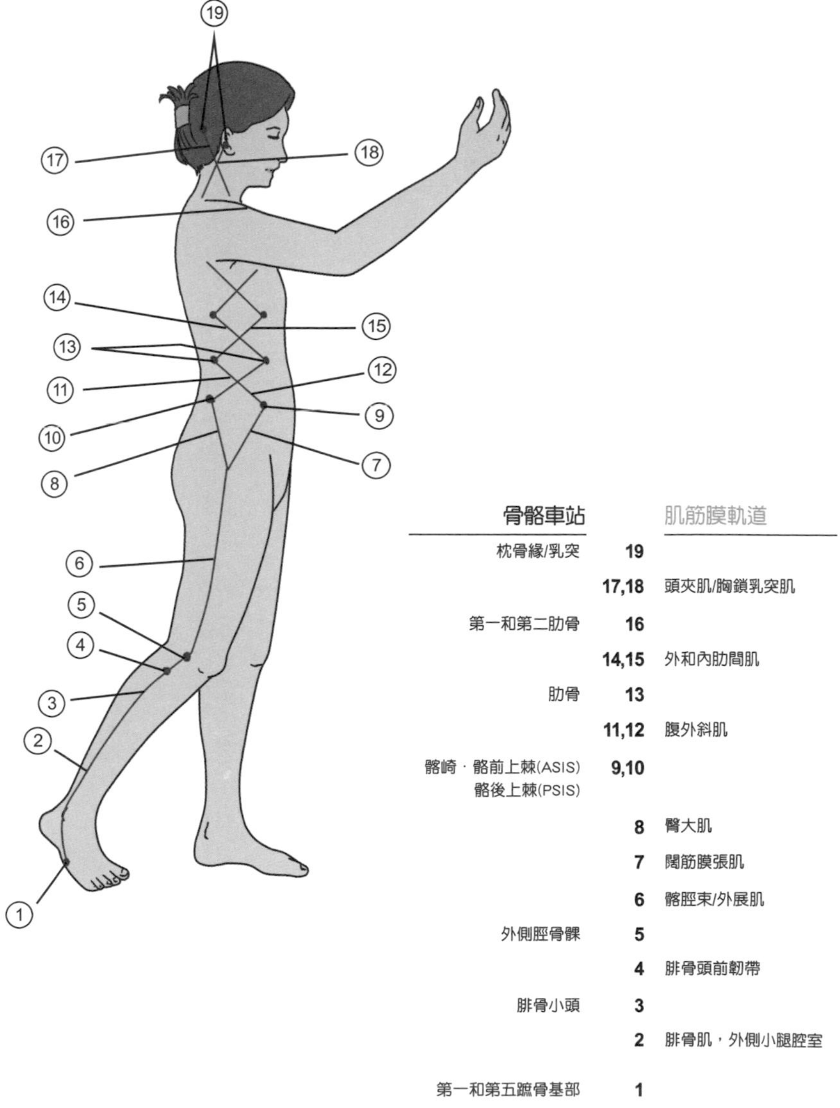


| 骨骼車站 | | 肌筋膜軌道 |
|---:|:---:|:---|
| 枕骨緣/乳突 | **19** | |
| | **17,18** | 頭夾肌/胸鎖乳突肌 |
| 第一和第二肋骨 | **16** | |
| | **14,15** | 外和內肋間肌 |
| 肋骨 | **13** | |
| | **11,12** | 腹外斜肌 |
| 髂崎・髂前上棘(ASIS)<br>髂後上棘(PSIS) | **9,10** | |
| | **8** | 臀大肌 |
| | **7** | 闊筋膜張肌 |
| | **6** | 髂脛束/外展肌 |
| 外側脛骨髁 | **5** | |
| | **4** | 腓骨頭前韌帶 |
| 腓骨小頭 | **3** | |
| | **2** | 腓骨肌，外側小腿腔室 |
| 第一和第五蹠骨基部 | **1** | |

由於解剖列車的「深前線」，包含源自胚胎內胚層的原始食道、咽縫匯合枕骨基底的部位，屬於纖維網絡系統，藉此可以影響外胚層的下視丘——腦下垂體對於神經內分泌系統的管控，及反應中胚層來的蝶骨基底接合部位的頭薦脈動節律，而調控血液體液循環系統的「膠原網」及產生體液波動的「血管脈動」。因此人體可以在不同系統間，互相傳遞訊息、互相影響。

解剖列車雖然是一種譬喻方法，且這樣的論述並非絕對，但這個論點已經對現今研究肌筋膜功能與治療帶來重大影響，引起復健醫學、運動醫學與中醫各界關注。其實中醫透過筋膜治療疾病已有久遠歷史，經絡針灸、推拿拔罐，甚至小針刀、浮針、美容針等治療方法皆與筋膜有關，臨床上許多病症（如梅核氣、胃食道逆流、痛經等）都可透過肝膽經與筋膜來處理，尤其是疼痛問題，例如偏頭痛、腰痠背痛等，治療效果特別好。

中醫認為「肝主筋」，肝主全身筋膜，與肢體運動有關。筋附於骨節，由於筋的弛張收縮，使全身肌肉關節運動自如，肝主藏血，若氣血充盛，筋膜得其所養，則筋力強健，運動靈活，所以肝和筋膜及肢體運動之間有著密切聯繫。從西醫解剖角度，肌筋膜屬於結締組織，位在皮膚之下，包覆了肌肉、脂肪、骨骼、血管。人體中有許多支撐身體的重要結構，如骨骼、肌腱、韌帶等，比較新的觀點是將「肌肉肌腱」和「韌帶組織」統合在一起，稱為「肌筋膜系統」。筋膜系統除了作為支撐身體結構，還負責訊息傳遞，包括張力、壓力、本體感覺，甚至是內分泌等訊息。肌筋膜面積比皮膚還要廣，傳遞訊息的速度比神經還要快三倍，是身體裡面範圍最廣大的感覺接收器。

解剖列車上所歸納出的路徑，許多條和中醫的經絡、經筋循行不謀而合，例如淺背線之於膀胱經、淺前線之於胃經、側線之於膽經（見P.44、P.45圖）、深前線之於肝經，尤其足厥陰之經筋與深前線的路線完全吻合（見P.42圖）。

許多研究發現，中醫經絡的療效，是經由筋膜系統傳遞的，當針刺在穴位時刺激了筋膜，在筋膜上引起壓電反應，進而將訊息傳遞到身體其他部位，包括內臟和大腦神經系統。古人很早就發現了這些肌肉筋膜連成群組，位在同一經絡線上會互相影響，因而中醫有上病下取、遠端取穴等治療方法，例如落枕、頸椎痛者，針刺手部小腸經的後溪穴，可以立刻見效；痛經者針刺小腿內側脾經的三陰交穴，可以明顯感覺有股衝動從小腿往小腹傳導，馬上就能緩解痛經問題，這些在肌筋膜系統理論中得到了印證。不過，現代醫學的解剖概念，對於不同肌肉、肌腱、韌帶等組織結構共同組成的功能，有更明

確的闡釋，若能將中醫傳統理論結合解剖概念，將可使治療效果更為明確。

中醫的肝經與解剖列車的深前線路徑相似。「深前線」是位於人體最深處的一條肌筋膜線，以舌頭為開端，一路從心肺經橫膈膜往下到骨盆底肌群之後抵達大腿、小腿的內側，直到足的大足趾底面，是身體筋膜的「核心」。深前線包含了許多較隱蔽較深層的支持性肌群，這些慢性收縮、耐力型的肌肉纖維，能提供身體核心結構足夠的穩定度，從下而上提起內側足弓，使髖關節、腿部保持穩定，從前側支撐腰椎，環繞形成腹腔與骨盆腔，並在吸吐的呼吸過程中穩定胸腔，在頸部則平衡淺前線與淺背線拉力的反向平衡力，使脆弱的頸部與沉重的頭部得以保持平衡。深前線若失衡會轉移到表淺層，導致表淺層筋膜與骨骼受損，進而影響肢體動作的靈活性，中醫稱「筋骨不利」，此外，也會影響關節與周遭組織，促使提早退化。身體為了平衡失調的深前線，往往會透過一些代償動作來維持活動，久而久之就可能出現健康隱患，例如造成足底筋膜炎、膝關節退化、骨盆底功能不足而尿急漏尿、髖關節疼痛、腰椎排列異常、呼吸限制或波動過大、咽喉異物感、頸椎彎曲或過度僵直、顳頷關節疼痛、吞嚥及語言困難，以及核心肌群崩塌容易腰痠背痛或腹部脹氣等等。

深前線失調時，可能引發的症狀：

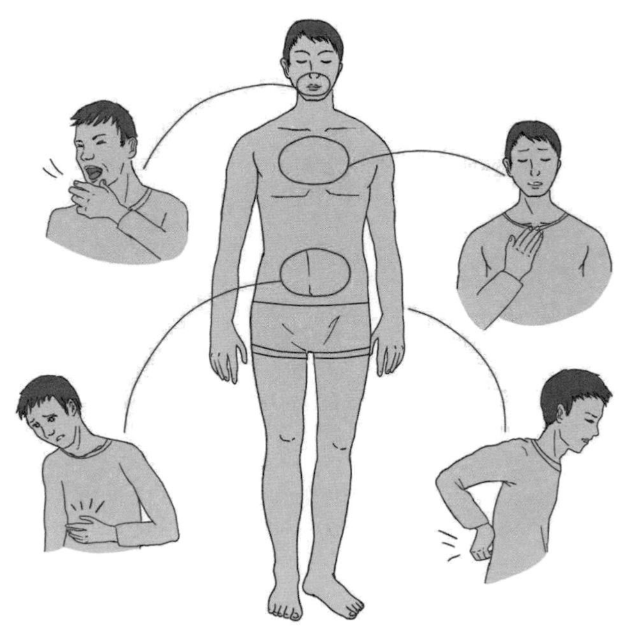

- 循環系統：心跳太慢、心跳太快、心悸、心律不整、胸悶等。
- 呼吸系統：呼吸聲沉重、感覺吸不到空氣、過度換氣、呼吸急促、打鼾與睡眠呼吸中止等。
- 消化系統：容易脹氣、頻繁打嗝、胃食道逆流、腸躁症等。
- 自律神經：容易焦慮、緊張、恐慌症、磨牙、緊咬、睡眠品質差等。
- 筋骨肌肉：顳顎關節痛、肩頸痠痛、椎間盤突出、膝關節無力、足底筋膜炎與夜晚腳抽筋等。

深前線路徑貫穿循環系統、呼吸系統、消化道與迷走神經系統，影響範圍既廣且深遠，只是很難透過肉眼從外表觀察到深前線功能失調，因此，我們可以利用「精選功能性動作評估（SFMA）」找出潛在問題。

## 檢視你的深前線有無失衡

**測試動作一**

受試者直立，雙腳（含雙大趾）併攏，雙手置於體側，形成起始姿勢。受試者抬左腿，到髖關節和膝關節夾角為90°。（完成後，再測試另一側腿。）

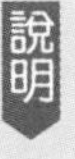
說明

觀察對側的右大趾在抬左腿起來的瞬間會翹起來，即為骨盆以下的深前線（肝經）筋膜緊繃；若是右大趾瞬間會往下壓，則是骨盆以下的側線（膽經）筋膜緊繃。

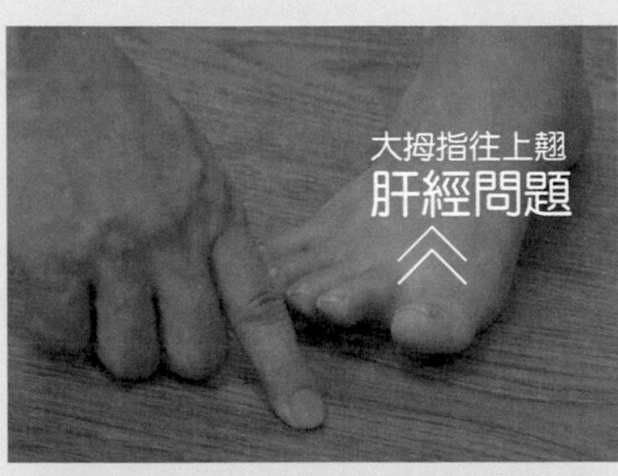


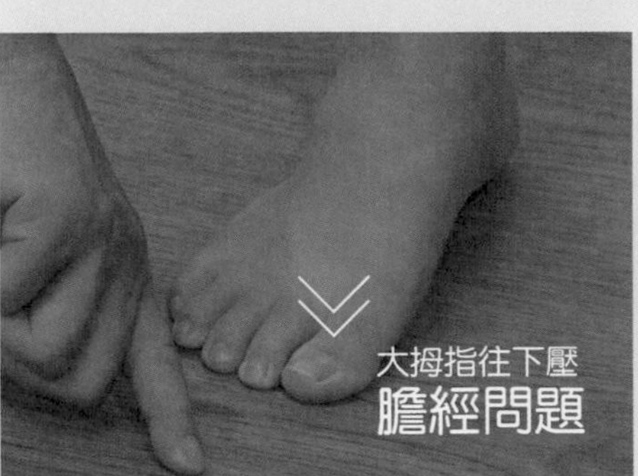

## 測試動作二

A.受試者直立，雙腳（含雙大趾）併攏，雙手置於體側，形成起始姿勢。抬頭向上看，臉部和天花板平行，嘴閉合（頭部動作模式的伸直）有受限。

B.受試者起始姿勢。首先觀察雙手直臂舉過頭頂，掌心自然相對與肩同寬，雙肘與雙耳在同一冠狀面（即從左耳到右耳連線的平面）有無受限；然後，受試者儘可能做後仰，雙髖前傾，雙臂向後移動伸展；觀察肩胛骨上角應超過雙腳腳後跟，髂前上棘應超過雙腳腳尖。

掃描QR Code看「肝膽胃經哪裡出問題？從你的深前腺看起！」示範影片

**說明** 若A+B都有呈現動作受限，代表骨盆以上的深前線（肝經）筋膜緊繃。

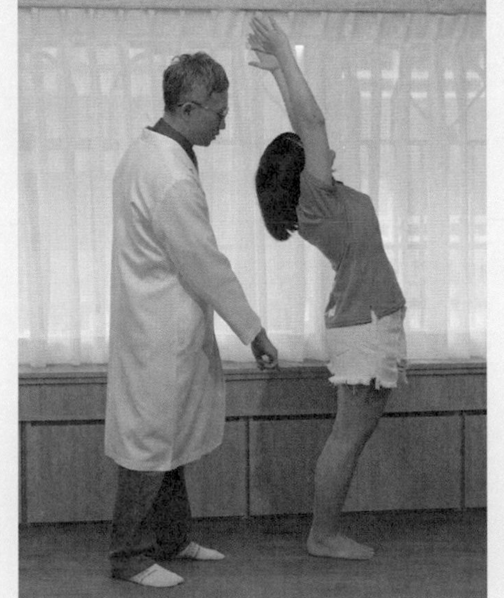

深前線概念不僅能協助診斷也為治療提供方向。一直以來，「自律失調」這類被視為難治之症的問題，利用深前線這樣的思維方式，可以幫助患者找到潛在問題，免於患者周轉於各科別、各醫院卻未能獲得正確治療之苦。由於肝經循行路徑與深前線的緊密關係，深前線上有些關鍵點與肝經特定穴位重合，針灸時可減少施針數目，且穴位精準，效果快又持久，能迅速解決疼痛問題。

除了將深前線概念應用在疾病診治上，我也將其延伸出來的呼吸療法（如NLP、NHR等）（參見P.274）運用在睡眠障礙（失眠）、情緒障礙（憂鬱症、臟躁）患者，甚至是在針灸時配合 $\alpha$ 波呼吸法（參見P.280）來減輕疼痛並增強療效。

## 以肝論治的優勢

臨床上診斷及治療疾病時，西醫因為分科太細從小處著手，經常是頭痛醫頭、腳痛醫腳，往往過於片面；而中醫治病講究從大處著眼，講究的是這個人身心靈與環境、社會的整體關係，許多問題不單單只看疾病問題本身，還要考慮到許多因素彼此之間的關係與影響，所以中醫在診治疾病上具有極大的優勢。

從過去多年來的臨床經驗發現，若單純從中醫傳統的陰陽、表裡、寒熱、虛實等思維模式來診治患者，或是單單以中醫臟腑生理功能作為出發點去著手，通常效果差強人意，不能完全展現中醫的強大優勢。若能結合西醫及現代能量學理論，西學中用，並搭配NLP技巧來建立良好的醫病關係與溝通模式，進而處理身心靈的問題，將所有知識技巧，融合匯集成一個大平台，往往能在整體治療成效上獲得較好的反饋。這幾年來利用這樣的醫療整合機制，在臨床診療結果來看，患者病情的恢復速度與療效明顯提升，且復發率降低，病程與康復期縮短，生活品質也因此獲得改善。

我結合多年臨床經驗與學習體悟，發現整合性治療需要由肝膽來串起，因為肝主疏泄的作用，可以調暢人體氣機；肝主藏血的機制，則提供了人體生命的液態物質的泉源，身體氣血因為肝膽而能無所不到，病邪才能無所遁形，這樣對於氣機阻塞、血液體液、水分代謝，與邪毒有關的症狀都有特別的效果。因此，我現在看診都會將「從肝論治」擺在前頭，先調理中醫的肝，將肝氣疏通條達，就像開設一條寬敞平坦的道路，使車能順暢行駛；肝血充盈，就像汽車加滿汽油一樣，行車無慮，一路直達，在這些條件具備的情況下服用中藥，才能如預期到達想治療的臟腑（病灶），進而使身體恢復健康。

3 肝者，將軍之官，謀慮出焉。（出自《素問・靈蘭秘典論》）

4 肝受血而能視，足受血而能步，掌受血而能握，指受血而能攝。（出自《素問・五藏生成論篇》）

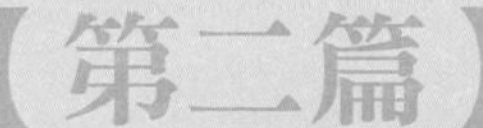

【第二篇】

# 肝臟失常，健康失靈的疾病個論

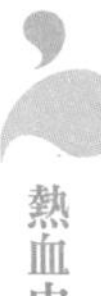



# 2.1 眼睛病症，從肝顧起

隨著生活型態改變與科技化，人們長時間使用3C產品，眼睛使用的密度與強度增加，不論是幼童的近視、中老年人的老花，發生年齡都提早許多，罹患眼部疾病（如乾眼症、紅眼症、黃斑部病變等）患者越來越多，而中醫治療眼睛問題一定脫離不了從「肝」論治。

《黃帝內經・素問・金匱真言論》裡提到：「開竅於目，藏精於肝。」《仁齋直指方》又說：「目者，肝之外候。」一句話概括了眼與肝膽在生理、病理上的關係。《靈樞・脈度篇》記載：「肝氣通於目，肝和則目能辨五色矣。」意思是說，肝臟的精氣通於目竅，視力的好壞和肝臟功能有直接關係。肝臟處於正常經氣疏泄狀態，眼睛才能分辨五色，若肝疲勞則膽汁減、神膏[5]衰，瞳神遂失養護，眼睛功能則視物不明。

此外，《素問・五臟生成篇》寫到「肝受血而能視」，人躺下睡覺時，血液會流入肝臟，肝膽的精微物質，透過血管源源不斷地輸送至眼，換句話說，肝臟必須要有足夠躺平休息的時間才能製造充足的膽汁，透過血液與淋巴的體液系統，才能使眼受到滋養，進而維持其視覺功能。從中醫觀點來看，視力和肝血的調節功能有關。若肝血不足，目失所養，就會出現眼睛乾澀、視力減退或夜盲。造成肝血不足的原因，可能是肝藏血功能失調，或者是眼睛過度使用，中醫認為「久視傷血」，此處的血即是指肝血。以上是從中醫的肝臟生理功能來論述，肝臟若出現病理變化，比方「肝火旺」，這時候會出現眼睛紅、流眼淚或視力模糊等症狀，也是從肝來治療。此章節我們介紹「乾眼症」與「紅眼症」二個眼科常見疾病。

## 乾眼症

「乾眼症」是個多成因的疾病，只要你的淚液無法提供眼球足夠的濕潤，就可能造成乾眼症，可能是由於眼睛內的淚液分泌量不足、淚液蒸發過多或淚液組成分布不均勻。一般來說，隨著年齡增加，眼睛淚液分泌減少，經常會有眼睛乾澀問題，尤其更年期婦女常因分泌腺萎縮退化而造成淚液分泌不平衡，因而發生乾眼症。部分患有自體免疫疾病者（如乾燥症），因免疫疾病會破壞眼睛分泌淚液及分布不均勻，也會導致乾眼症。

乾眼症是現代常見的文明病，隨著科技高度發展，臨床病患有逐漸年輕化的傾向，因為現代年輕族群，幾乎都是3C重度依賴者，不論上班或日常休閒大多手機、電腦不離手，眼睛長時間注視某近距離之定點（例如長時間使用手機、電腦），在看螢幕的時候，眨眼的頻率會變低，容易造成眼球滋潤不足、眼睛乾澀疲勞而誘發乾眼症。此外，年輕人喜歡配戴又酷又炫的多彩隱形眼鏡，或是配戴隱形眼鏡時間過長或清潔不徹底，導致結膜、眼瞼的發炎，造成淚液分布不均，都是罹患乾眼症的原因之一。

不同程度的乾眼症不只會帶來眼睛乾澀，容易疲勞，眼皮緊繃沉重感，有些人眼睛會紅、痠、癢，感覺有異物感、刺痛感、灼熱感，對外界刺激（如光線、風、煙）敏感，有時會有短暫的視力模糊，部分乾眼症患者反而會經常流眼淚，較嚴重者眼睛會紅、腫、充血、角質化，角膜上皮破皮且有絲狀物黏附，對生活造成很大困擾。

目前大多數的乾眼症患者都是看西醫，並長期點用眼藥水，此舉只能暫時緩解眼睛不適感。但若能搭配中醫療法，依據辨證分型理論為基礎，選用適合個人體質之中藥來調養臟腑，當脾肺或肝腎之功能逐漸恢復，乾眼症狀即可獲得大幅度改善。

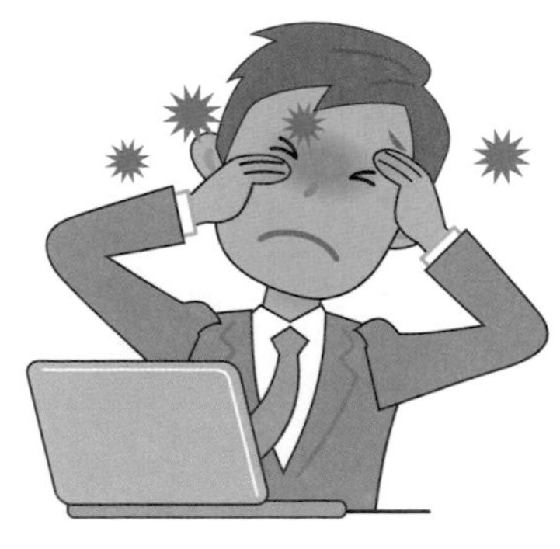

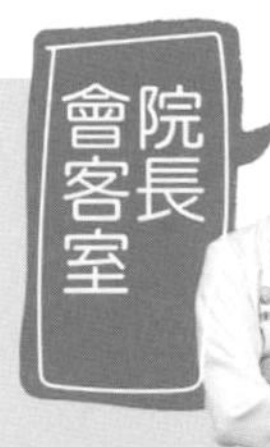


中醫並沒有「乾眼症」的病名，臨床多依患者症狀表現經過辨證後給予適當處置。「陰精虧虛」是乾眼症的發病基礎，陰虛、內燥、虛火浮越、氣不布津是本病的主要病機。

我個人認為乾眼症是「燥勝則乾」（即眼淚被過度乾燥），和「久視傷血」（過度使用眼力而傷害到眼睛的氣血循環）。這兩種原因都會造成眼睛乾燥、痠澀和眼屎多。燥勝則乾，最常見原因還是「老化」所造成。《靈樞・天年》提到：「五十歲，肝氣始衰，肝葉始薄，膽汁始滅，目始不明。」原本儲藏在肝腎裡的血液虧損虛少，使眼淚等津液無法滋潤眼睛，因而產生乾眼症。

中醫認為「久視傷血」，只要長時間盯著電腦、手機螢幕，不僅過度使用眼力還耗腦力，還會引起火氣大（即陽盛或陽亢），雙眼過度勞累眼白就會出現血絲紅得像兔子。此外，年長者因為機能下降致使氣血循環差，這些都是屬於「久視傷血」範疇，血傷則津不足，眼睛無法得到濡潤，就會產生乾眼症。

老化造成津液不夠滋潤眼睛而過度乾燥，可以用益氣滋陰生津之類的藥物，如玄參、麥門冬等來補充陰液。氣血循環差，導致陽過盛而傷陰血，以祛風利濕、清熱養血等藥物，如當歸、地黃等來幫助身體代謝。如此兩方面的陰陽雙管齊下，使津液過少的陰虛和火氣過大的陽亢能回到原先人體陰陽平衡的狀態，也就是中醫所稱的「陰平陽秘」，如此才能緩解乾眼問題並恢復眼睛健康。

### 第一類型：肝腎陰虛型

肝主疏泄、開竅於目，腎主陰水，主滋潤濡養的功用，肝腎經都會匯集到眼部，所以肝腎陰虧的人很容易會出現乾眼症，常見於經常熬夜、晚睡，或長期使用3C電子產品者。這類型的乾眼症患者，除了出現眼睛乾澀，還會有畏光、雙眼頻眨、視物不清，眼白呈現淡紅色，久視則症狀加重；可能伴隨有口乾、腰膝痠軟、頭暈目眩、耳鳴等症狀。

【治療原則】我通常使用**杞菊地黃丸**加減，用以補益肝腎，滋陰養血。

### 第二類型：肺陰不足型

中醫認為「肺為水之上源」，是指肺是人體上面水的源頭，而且肺有「通調水道」的功能，也就是肺需要調節、疏通好全身的水液代謝。如果肺陰不足，而且有外來的燥邪入身，就會在人體內形成惡性循環，使得肺通調水道的功能失常。這類型乾眼症患者的眼淚很

少，眼睛久視容易疲勞，甚至視物不清。眼白或稍有紅絲，黑睛可能有細點星翳，病情容易遷延反覆發作而難癒。

【治療原則】我通常使用**養陰清肺湯**加減來滋陰潤肺。

## 第三類型：邪熱客肺型

常見於暴風客熱（類似急性結膜炎）或天行赤眼治療不徹底，餘熱未清，再加上外召風邪所引起。這類型乾眼症是眼睛發炎所導致，所以眼白可見少許紅絲細脈，眼瞼內輕微紅赤，可能有畏光流淚，乾澀不舒服等症狀。

【治療原則】我較常使用**菊花通聖散**加減，用以清利肺熱。

## 第四類型：脾胃溼熱型

當體內脾胃蘊積溼熱，又感受風邪，風邪客於脾經，風、濕、熱邪搏於胞瞼，鬱久化熱，灼津生痰，瘀阻於眼瞼之內面，積久演變而成乾眼症，常見於嗜吃燒烤、炸、辣等熱性飲食者。這類型患者除了眼睛乾澀，往往伴隨有隱隱作痛，眼白略見淡紅血絲，眼瞼內可見粟粒樣水泡，眼瞼有重墜感，病程持久難癒；兼見口臭或口黏，便秘，小便紅而量少。

【治療原則】我常用**甘露消毒丹**加減，以化濁利濕、清熱解毒。

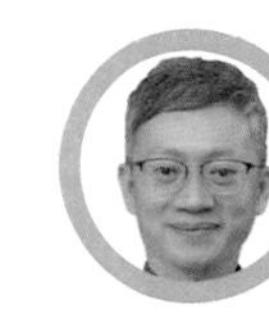

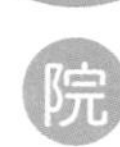
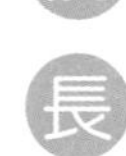

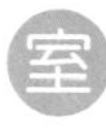


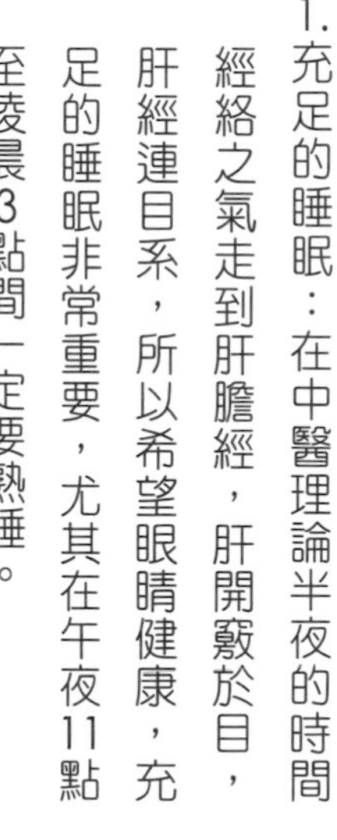

1.充足的睡眠：在中醫理論半夜的時間經絡之氣走到肝膽經，肝開竅於目，肝經連目系，所以希望眼睛健康，充足的睡眠非常重要，尤其在午夜11點至凌晨3點間一定要熟睡。

2.少吃烤炸辣：食物的烹調方式會影響食物的性質。烤是使用乾熱高溫、炸是高熱的油，這樣的烹調方式會使食物帶有火熱性質，吃進人體後會消耗身體的津液。

3.飲食要均衡，多攝取深綠色的蔬果，來獲得各種抗氧化的維生素。若是夜間視力較差以及眼睛乾澀眼屎多，可以多吃胡蘿蔔、番茄等蔬果來補充維生素A，以促進眼睛的健康。

4.工作或閱讀時應保持良好姿勢，維持適度光亮的環境。長時間使用電腦的人應該每30分鐘移開視線，看遠方至少10秒，每一小時讓眼睛休息10分鐘，起身活動或眼觀遠物、綠物，使眼睛多多休息。

5.熱敷：可將乾淨的毛巾浸約40度溫

水，稍微擰乾後，還有輕微水氣敷在眼睛上，增加局部氣血循環（可配合眼周穴位按摩）。

6. 保健運動：眼球訓練操，順逆時針繞無限符號。自然站立姿勢，膝蓋微微彎曲，頭側彎使臉部緊貼肩膀，緊貼肩膀之手沿伸指向遠方，利用上半身，順逆時針繞無限符號或寫一些您要記的字，做完後再換另一隻手。（手機掃描上方QR code即可觀看動態示範）

經常做這運動，可以放鬆肩頸，使眼睛恢復疲勞，還能幫助記憶及專心於傾聽。

眼球訓練操

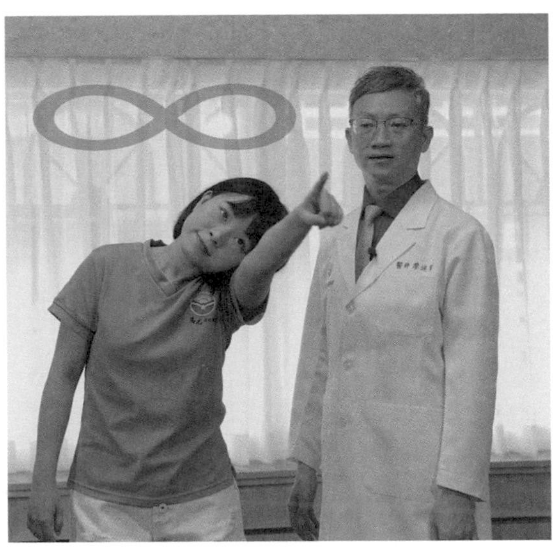

掃描QR Code看「眼睛保健一起來！眼球訓練操」示範影片

## 茶飲改善乾眼症

### 養肝護眼茶

**材料**

決明子18克，杭菊3.6克，枸杞24克

**作法**

將材料放入鍋中，加入水3000毫升，煮至水滾後，再以小火煮10分鐘即可。

**說明**

1. 養肝護眼茶可供全家飲用。
2. 決明子，顧名思義與眼睛有關。決明子還有緩瀉的效果，可減輕腸道負擔，恢復腸道健康。
3. 中醫的杞菊地黃丸主要成分就是滋補肝腎的六味地黃丸再加上杭菊與枸杞，因為這兩味藥就可以帶領六味地黃丸裡面的肝陰和腎水往頭目方向前進，補充過度損耗的腦力和眼力。

## 穴位按摩改善乾眼症

### 大敦穴

**功效**

厥陰肝脈的井穴，在足大趾端，去爪甲後如韭葉許，外側聚毛中是其穴也。以全息觀點來看這個穴位就像眼睛上面披著睫毛，所以大敦穴主治眼睛疾患。井穴就是一條經絡氣血所開始流出的地方，因此大敦穴也是主管眼睛分泌眼淚的樞紐。

**方法**

用手夾著腳趾甲月牙兩邊，繞圈圈，先向內轉10圈再向外轉10圈，還可以鬆動頭項部，因為大腳趾也是從頭到頸的全息對應。每天做3～5回。

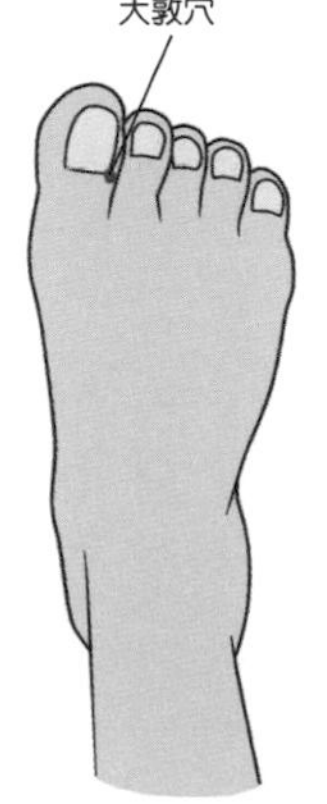

## 董氏木穴

### ● 功效

董氏木穴位在食指近端指節，靠近食指中指縫的內側。董氏奇穴創始人董景昌先生常用此穴治療「肝火旺盛、脾氣暴躁易怒」。由於中醫認為「肝主木」，故以木穴命名。我常用木穴來治療肝氣鬱結導致肝火旺的脾氣暴躁或脇肋痛（特效），以及眼疾，目赤腫痛、針眼（麥粒腫）、乾眼症、迎風流淚（特效）。

### ● 方法

用右手大指與食指夾著左手食指近端指節（右手掌心對著左手掌背），左右旋轉捻按刺激穴位一次10下，左右互換數次就可以舒緩症狀。每天做3～5回。（手機掃描QR code即可觀看動態示範）

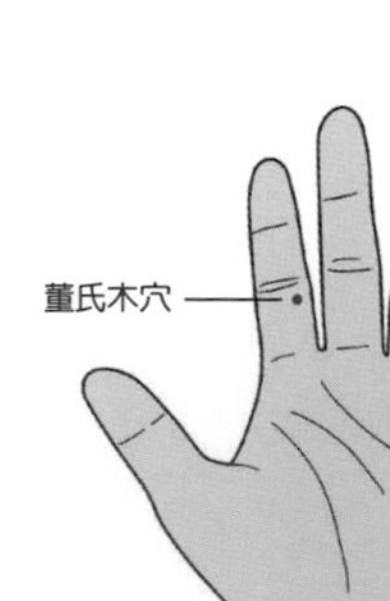


掃描QR Code看「中醫護眼奇穴・眼睛BLING BLING不再不舒服！」示範影片

## 流行性結膜炎（紅眼症）

某年我到中國大陸旅遊，第一天晚上可能是因為枕頭不潔，隔天醒來眼睛就被分泌物黏著難以睜開，而且眼睛乾澀不舒服，照鏡子一看，一隻眼睛已明顯發紅。眼睛視力因為分泌物遮蓋而模糊目瞀，也就是臺語說「目珠瞀」，正是韓愈《南山》所描述的「淚眼苦矇瞀」。因為當下手邊沒有藥物，只能以穴位按壓的方式緩解疼痛問題，回台後再以中醫藥來治療。

紅眼睛、兔子眼，是眼科常見問題，都與結膜相關，一種是發生在眼球結膜上面的「變紅充血」，即所俗稱「紅眼症」的「流行性角膜結膜炎」（或稱「傳染性角膜結膜炎」、「流行性角膜結膜炎」）；另一種則是經常發生在秋冬季節與中老年人的結膜下「出血變紅」。

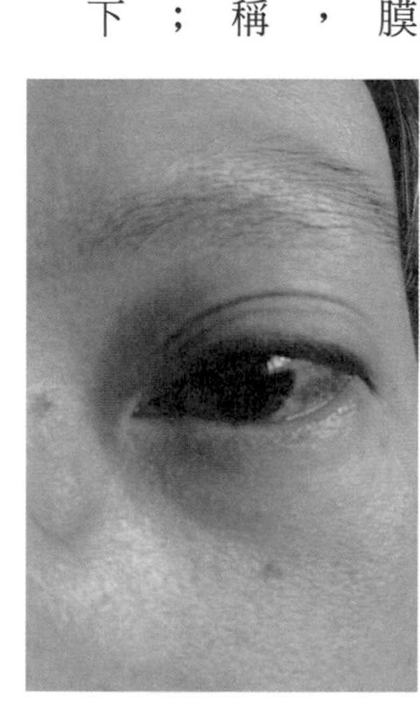

流行性角膜結膜炎是由濾過性病毒所引起之急性感染，主要是經由接觸傳染，可能

是碰觸到病人的眼睛分泌物，或接觸到受汙染的環境表面（如游泳池、捷運或公車吊環）或器具（如毛巾、臉盆、水龍頭、門把、電梯按鈕等），之後又碰觸自己的眼睛，一年四季都可能發生，春夏或夏秋交接季節較常見，且往往會引發流行。常見症狀為結膜充血（眼白處發紅）、眼睛灼熱刺痛、搔癢、畏光、異物感、易流淚，眼睛產生大量水樣或黃色分泌物，甚至眼睛眼瞼浮腫如蛙眼，也有些人會出現耳前淋巴結腫大與濾泡反應現象（結膜有濾泡形成。濾泡大小不一，呈圓形或不規則形，不透明，凸起於結膜面）。

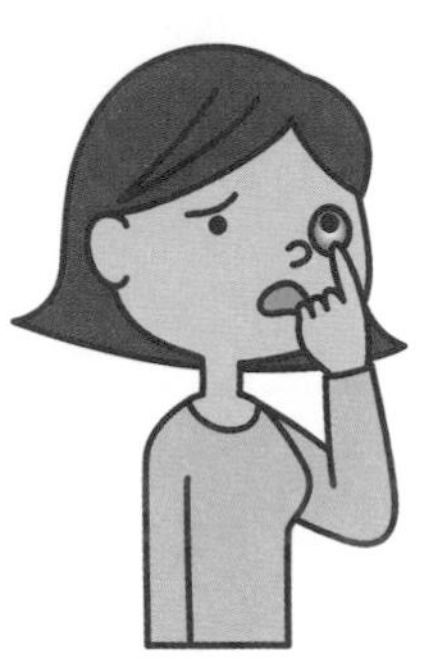

結膜下的出血主要是因為眼球表面微血管破裂所導致，熬夜、用眼過度、用力咳嗽或解便，都可能誘使眼球微血管破裂出血，部分使用抗凝血藥物者，稍微揉幾下眼睛也會發生結膜下出血現象。

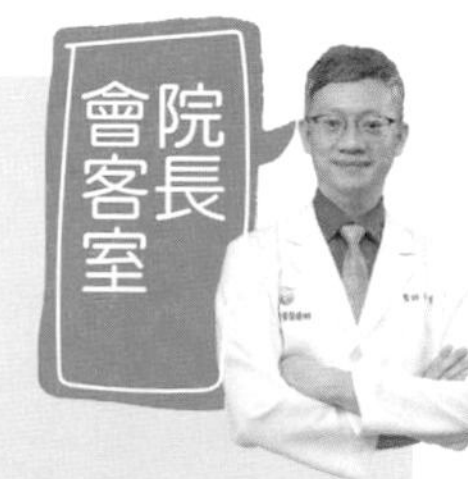


「急性結膜炎」或「結膜下出血」在中醫眼科都是屬於外障疾病中的「暴風客熱」與「眼癢」[6]的範疇。

暴風客熱者，源於肺客邪熱；而眼癢之證，則因肝、膽二經風邪衝發所致。患者會有突發的眼睛畏光多淚，眼睛分泌物增多，眼結膜因水腫而呈現紅紅的外觀，眼瞼和眼睛本身都很癢，讓人忍不住伸手揉眼抓癢，一揉再揉之下就造成眼白或內外眥輪狀血絲叢生，甚至連上下眼瞼、眼胞都腫起來像紅紅的水蜜桃。此外，除了眼睛不舒服，還常

常伴隨有鼻腔或皮膚等過敏症狀。

紅眼睛病因多為平素體質熱性，肝膽火氣大，口乾口苦或口氣重，又從外感受到風邪（如細菌、病毒、過敏原），突然暴發紅、腫、熱、痛、癢的眼睛或鼻子疾患，因此稱作「暴風客熱」、「眼癢」。

根據眼睛紅腫癢痛的程度，治療方藥有所不同。

1. 癢甚於痛，而且鼻塞、頭痛明顯，屬於風邪重於熱邪，通常以羌活、荊芥等祛風藥為主的**驅風一字散**（荊芥穗、防風、羌活、川烏、川芎、薄

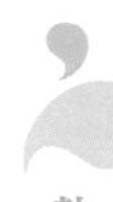



荷）來治療。

2. 痛甚於癢，並且眼屎膠結，甚至小便色黃，大便秘結，屬於熱重於風，可以使用瀉肺熱的石膏等藥組成的**瀉肺飲**加減來治療。

3. 又癢又痛，眼淚、眼屎都多，那就是風熱並重，需要使用**菊花通聖散**（即防風通聖散加上羌活、細辛、菊花、蔓荊子）來治療。

根據中醫的「金生水」原理，用清肺的中藥清除肺臟的外來熱氣，並恢復精氣，腎臟和肝臟功能就能依序恢復。因協調五臟六腑的功能，免疫力就會全面提升，結膜上下發炎的問題自然就治癒了。

## ★免疫疾病與紅眼症

紅眼睛病症和感冒一樣，多數在2～3週會自行痊癒，一般來說，依照「祛風瀉熱」準則處理可以更快緩解不適症狀與預防復發。臨床上也有一些屬於比較困難的病症，例如虹彩炎（是葡萄膜炎屬於眼睛內部組織發炎的一種，也是臨床上最常見的葡萄膜炎）及貝西氏症（Behcet's Disease）的眼球葡萄膜炎，症狀也是以紅眼為主，也會有畏光、流淚的症狀，屬於紅眼的偽裝者。

我曾遇過由僵直性脊椎炎所引發虹彩炎的患者，由於西醫認為這是屬於免疫系統的問題，治療上一般都是給予類固醇藥水，但卻無法徹底解決問題，當時我依症狀給予中醫處方，不但緩解了發炎與紅眼問題，同時也減少使用類固醇藥水之頻率。

貝西氏症患者由於全身性慢性發炎，常見反覆性的黏膜潰瘍（包括全口腔、咽喉、食道，甚至整個腸胃道），另外還有生殖器周邊潰瘍、虹彩炎，這些症狀表現很符合中醫的「狐惑病」[7]，同樣適用**甘草瀉心湯**治療。已有多篇研究論文證實，甘草瀉心湯對於口腔潰瘍及眼睛症狀確實具有明顯療效。如果不會把脈，可參考中國近代著名經方家胡希恕的方證對照概念，只要符合心煩不得安、口苦（膽火旺）、尿黃，及大便溏泄不成形等症狀，應用甘草瀉心湯都會取得良好療效。

---

**甘草瀉心湯6克（加重炙甘草1.5克）**

**藥引**：蒲公英0.7克（蒲公英除了空間醫學理論*，也取其可治療中耳炎和結膜炎之作用），龍膽草0.4克，細辛0.3克，蒺藜、菊花、枸杞各0.5克。

**標藥**：洗肝明目湯2.4克。

*註：以上克數都有空間醫學或易經數字的代表意義。空間醫學理論請參考P.135睡眠障礙的「舒眠茶」解說。

## ★自體免疫疾病的中醫療法

針對自體免疫疾病的免疫過度亢進，我有一個經常使用的專門處方：「草大白砂」，這是我的內科老師張國養老師所創的效方驗方。

「草大白砂方」的適用脈象為右手第3條線，由關前浮細到寸，往上衝的脈象，指下可以感覺到脈勢咻咻咻往上衝的疾急感，病患有這個脈容易急性發燒，或有皮膚病、皮膚紅癢的問題。

急性痛風發作的急性紅腫熱痛的病勢很急，就可以增加黃芩（左手化熱，脈位點的心下點變一大顆，唇形科的植物黃芩有較強抗菌性，適於眼睛和耳朵上有火、有炎症的時候食用）到3克和痛風專藥——土茯苓1.5克的用量，如果是水煎藥，可以黃芩和土伏苓都用到37.5克，而且土伏苓好吃順喉，淡淡的味道，可以讓黃芩沒那麼難吃。

若是因為免疫疾病引起的咳嗽，或是因為大便太乾，大便解不出來的乾咳

> **草大白砂**
>
> 甘草1.5克，大黃0.2克，白芷2克，砂仁1.5克，黃芩3克，天花粉2克。（以上為一天的科學中藥的劑量，分成三包服用。）
>
> 備註：砂仁、白芷組合，若是水煎藥，需要溫溫的喝，冷掉會有一股很怪的香味，會全身起雞皮疙瘩。

的話都可以用大黃（0.2~1.5克，以大便利為度，一天大便2次，偶而3次都可以接受）；**大黃甘草湯**是我最常用在肝癌等癌症末期緩解腹水或腸胃蠕動差、腹脹不大便的救治方子。

把到寸部有頸部淋巴脈位點的脈就增加連翹、梔子各0.6克以清血熱，整體脈浮加用麻黃0.4克、桂枝0.2克等解表藥，這樣搭配用藥，就可以治療80％常見到的急慢性免疫疾病，尤其是皮膚病，幾乎九成都是「草大白砂」這組藥方的脈象，還有常見的痛風，不常見的白賽氏病等等，我都有很好的醫案回饋。

---

眼睛或鼻咽疾患可以酌加：金銀花（寸部有一結擴大撐寬要加重金銀花到15克或科學中藥3克）、黃花地丁（蒲公英）、紫花地丁、連翹、薏苡仁，或是直接用五味消毒飲1克來替代。

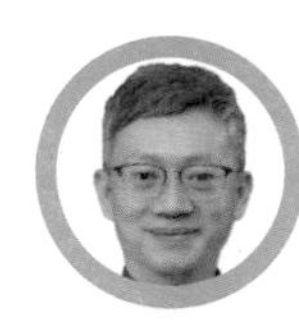

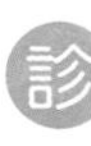
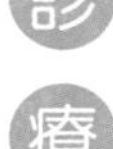

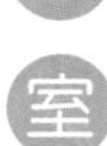

## 院長診療室

1. 流行性結膜炎具有傳染性，因此預防很重要，眼病流行時候要避免去人多的場所，如同防範新冠肺炎一樣，要勤洗手，避免用手碰觸口鼻眼耳。在游泳池裡游泳的時候不要搓眼睛。
2. 若發生紅眼症，應居家休息二週，以免造成群聚感染，切忌搓揉眼睛，避免發炎症狀加重。
3. 眼睛腫脹或者痛癢嚴重的時候，可以用薄毛巾包上冰塊敷眼睛（溫度不宜過低，時間不宜過長），或者用冷水洗眼周，可以使症狀得到舒緩。洗眼法：洗面乳在手上充分揉搓出泡泡之後，輕輕閉眼，用雙手掌心輕柔敷貼於眼睛，掌心繞圈按摩兼洗淨眼睛外部，至少50下以上，再以清水洗淨。（手機掃描QR code即可觀看動態示範）

掃描QR Code看「沒想到吧！正確洗臉可以舒緩紅眼症」示範影片

就如同西醫使用人工淚液並冷敷一樣，古代中醫也有洗眼療法，在病程一開始就用外洗藥液處理，以減少腫脹不適的感覺。但現在醫療法規規定中醫師不能自己私自製造眼部外用藥液，所以建議直接中西醫併用，內服

中藥、外點西醫的眼藥水。可是要注意，不要自行在藥房購買眼藥水，因為成分若含有類固醇，雖然可以快速緩解紅癢腫痛等發炎症狀，但不當使用容易造成抗藥性、次發性感染、視力下降或青光眼等問題，建議還是尋求專業眼科診治才是對眼睛最好的照護。

4. 預防結膜下出血，應從防治三高疾病著手。本身有高血壓、糖尿病的中老年人，一定要遵照醫囑按時服藥，好好控制血糖、血壓。有高度近視者，視網膜也比常人退化得嚴重，更是視網膜剝離的高危險群，也要特別留意。

5. 若是發生紅眼睛時伴隨中度以上疼痛（如頭痛、噁心嘔吐，深部疼痛、甚至睡覺時痛醒），而且出現視力模糊（通常單側眼睛），或視野缺損（部分視野看不見），或視力快速下降，或是看東西扭曲變形、或是突然覺得有黑點飛蚊症，甚至瞳孔扭曲，角膜侵犯等症狀，一定要轉診眼科急診，因為擔心發生鞏膜炎、急性前葡萄膜炎（應於48小時內轉診眼科）、急性隅角閉鎖性青光眼，或「眼中風」（視網膜血管出問題）等眼科危急病症，這些疾病在眼睛外觀上不容易看出，需要眼科專業的醫療儀器確認檢查並及時給予適當治療。

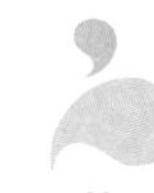



# 茶飲改善紅眼症

## 決明菊花銀花甘草湯

**材料**

生決明子15克、白杭菊花3克、金銀花9克、炙甘草4.5克

**作法**

以上四味藥用濾袋裝置入電鍋內鍋，並倒入三碗水（約600毫升），外鍋二碗水（約400毫升），一帖煮1次，去渣留湯，整天都可以當茶頻頻喝。

**說明**

1. 眼睛充血、出血、紅腫或經常流淚，就要從調理肝膽經絡與免疫系統著手。
2. 決明子入肝經。除風熱，治一切目疾，故有決明之名，煮水濃煎喝很有效。
3. 菊花選用白菊，夏月飲之，清暑、退熱、解毒。因為菊花能益金水（肺腎）二臟，除肝風，降火氣，所以能養目血，去翳膜。通常在菊花開花之前摘下來，花蕾放到陰涼處晾乾，之後用作茶飲可以消除眼睛充血和搔癢、頭目眩暈症狀。
4. 金銀花與菊花一樣很輕，所以可以將表面的炎症消除，用來改善眼睛與皮膚表面的發炎有特效。因為以上三味藥物偏涼，所以加入炙甘草更可以抗發炎及穩定免疫系統，因此一般民眾均可服用決明菊花銀花甘草湯，達到清熱解毒明目功效。

## 穴位按摩改善紅眼症

### 迎香穴搭配合谷穴

**功效**

兩穴都歸屬手陽明大腸經，合用能通鼻竅，散風邪，清火氣。迎香穴接近於鼻，當嗅覺之衝。人情喜香惡臭，故名「迎香」，治療鼻周圍疾病特效。合谷穴治療病症頗多，頭面疾患皆能適用，因此有「面口合谷收」的口訣。

**方法**

直接按摩穴位局部的按壓疼痛處或局部肌肉緊繃結成硬塊的區域，直到感覺明顯瘦脹。每天做3～5次。

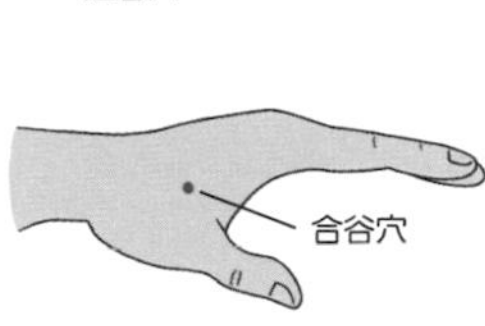


迎香穴

### 太衝穴

**功效**

穴位近於大趾，而且走路抬足，首當其衝，故名之以「衝」。太衝屬於肝經的輸穴，是肝經經氣所注，如水流由淺入深。由於輸穴多用於止痛，又在肝經排序上五行屬土，所以太衝穴兼治由水濕所致的身重、骨節疼痛及目痛。又合谷、太衝各二穴，名為「四關」，以其能大開通也，因此目赤腫痛若以合谷配太衝非常有效果。

**方法**

直接按摩穴位局部的按壓疼痛處或局部肌肉緊繃結成硬塊的區域，直到感覺明顯瘦脹。每天做3～5次。

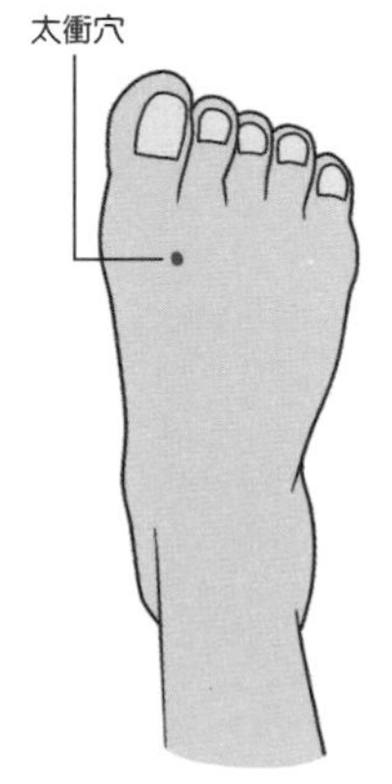

## 足臨泣穴

### 功效

是膽經的輸穴，五行屬木，木為水子，因此此穴可以如同木作的柵欄而疏通調節過多的水分。泣，在古代與「濇」通，凡有凝滯鬱塞之感者，足臨泣穴就可通之。當兩足併緊而站立，於兩足外圍劃一圓圈，剛好與面廓大小相等。在此輪廓，添畫五官口眼鼻眉耳，則本穴正落在所畫兩目之外眥，因此也能治療目腫目赤等症。

### 方法

直接按摩穴位局部的按壓疼痛處或局部肌肉緊繃結成硬塊的區域，直到感覺明顯痠脹。每天做3~5次。

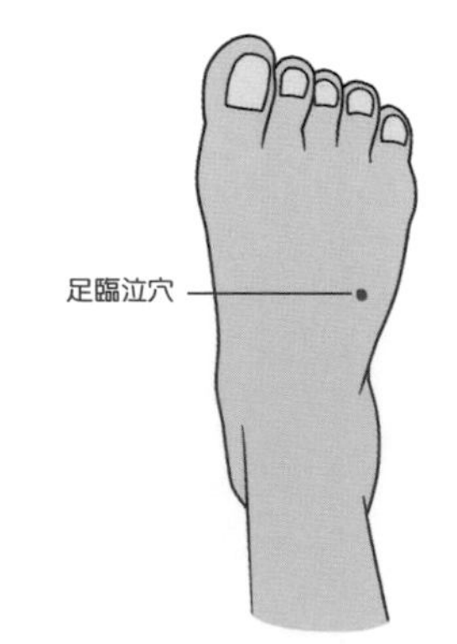


5「神膏」即眼球內容物的玻璃體：玻璃體為透明的膠質體，充滿於水晶體後的玻璃體腔內，是眼屈光介質之一，占眼球內容積五分之四，約4.5毫升。

6「暴風客熱胞腫疼，淚多癢赤脹白睛。原於肺熱召風鬱，菊花通聖可收功。」「眼癢皆因肝膽風，癢生眥瞼黑白睛，外用廣大重明洗，內服荊防羌烏芎。」（出自《醫宗金鑑・眼科心法》）

7狐惑之為病，狀如傷寒，默默欲眠，目不得閉，臥起不安，蝕於喉為惑，蝕於陰為狐，不欲飲食，惡聞食臭，其面目乍赤、乍黑，乍白，蝕於上部則聲嗄，甘草瀉心湯主之。（出自《金匱要略・百合狐惑陰陽毒病》）

# 2.2 女性經帶問題，從肝顧起

「金元四大家」之一的劉完素在《素問病機氣宜保命集・婦人胎產論》提到：「婦人童幼天癸未行之間，皆屬少陰；天癸既行，皆從厥陰論之；天癸已絕，乃屬太陰經也。」《醫宗金鑑・婦科心法要訣》也說：「先天天癸始父母，後天天癸水穀生，女子二七天癸至，任通衝盛月事行。」先天天癸，是指腎間之動氣，乃稟自父母的基因所形成的生殖泌尿系統構造；女子二七（十四歲）而天癸至，謂先天癸水中之動氣（此時才稱作「月經」，如同水面波紋有規律的啟動），衝為血海，任主胞胎，衝任皆起於胞中，所以任脈通，太衝（肝經與衝脈）脈盛，此時開始有月經，且具備生殖能力，故有子也。因此後世治療少女月經問題著重先天父母所給的腎經，月經開始之後的婦女則著重肝經，停經後的更年期婦女著重從脾經論治。

中醫認為，女子以肝為先天，女子以血為要，肝氣必須條達，能夠定期疏泄則月經

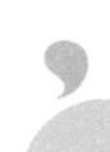



如期而至。肝藏血，人體夜半時右側臥則血歸肝所養，女子經血一月一行，如同月亮盈虧，這是因為肝中氣血由盛極而虧，方有女子經血之滿則外溢行經。《上古天真論》裡提到太衝脈盛而下注於肝經（所以肝經有一穴名曰「太衝穴」），肝經後天之血海乃得充盛，而子宮的任脈通暢，衝脈盈盛，月事才得以規律的月月一行，因此，肝藏血的功能乃主女子胎、產、經、帶之要。

如果女子經血不足，月經量少甚至閉經，這與太衝、血海相關，可透過補養肝血；如果肝血熱妄行，就會導致經血先期或者崩漏不止，可清肝熱涼肝血而收斂陰血，藉以達到清肝養血調經止血之功；如若肝血瘀滯導致血不歸經，經期瘀血量大而崩漏，可以桂枝茯苓丸治療，肝經搭配脾經統血功能，有活血行瘀之功效。《千金方》提到：「產後汗出不止，刺太衝急補之。」婦女產後容易陰血虧虛，陰血不足則不能斂陰固汗，故多自汗，取肝經太衝穴施行補法可以取效。

由上可知，女性經帶問題與肝主藏血的作用機制息息相關，具有一定的關聯性。此章節我們談「經前症候群」、「更年期障礙」以及「白帶」與「女性不孕」問題。

# 經前症候群

許多女性每個月都會有幾天情緒比較容易波動，有些人特別容易生氣，有的人可能特別愛哭，若仔細觀察，會發現這種現象通常發生在月經來潮的前幾天，月經結束後又恢復如常，也有些人在月經期前容易有頭痛、乳房脹痛、小腹悶痛、便秘（或腹瀉）等問題，臨床上將這些症狀統稱為「經前症候群（Premenstrual Syndrome, PMS）」。有研究報告指出，高達八成的婦女，曾經經歷過不同程度的經前症候群的困擾，所幸大約四成的經前症候群是屬於輕度的，不過也有3～8％的人飽受情緒困擾，嚴重者甚至影響日常生活，臨床上稱為「經前不悅症（Premenstrual Dysphoric Disorder, PMDD）」，屬於精神病學上的診斷，需要進一步評估及藥物治療。

經前症候群的成因不明且多元，可能與體質因素有關，或是黃體激素、雌激素比例失調有關，也可能與腦中神經傳導物質的異常有關。此外，內分泌失調（如甲狀腺功能異常）、壓力過大、長期失眠、營養失衡（攝取過多糖、鹽、油脂）、維生素B6不足、鈣質缺乏等，都可能導致經前症候群的發生。

## 經前症候群常見症狀

| 生理 | 心理及行為 |
| --- | --- |
| 疼痛方面：如頭痛、乳房脹痛、關節及肌肉痠痛等 | 情緒方面：如緊張、焦慮、情緒低落、沮喪、暴躁易怒等 |
| 代謝方面：如水分滯留體內造成腹脹、體重增加、水腫等 | 行為方面：如消極退縮、倦怠、嗜睡、厭食等 |
| 神經方面：如盜汗、心悸、眩暈等 | 認知方面：如注意力不集中、健忘等 |
| 其他：如噁心、便秘、腹瀉、青春痘等 | |

目前西醫治療經前症候群大多以症狀治療為主，使用的藥物大致可分為抗焦慮藥物、內分泌調節藥物，以及口服避孕藥等。中醫治療採「辨證論治」著重梳理肝鬱，針對病因、病機從根本治療，不但達到調理月經目的，也能緩解經前症候群的各種不適症狀。

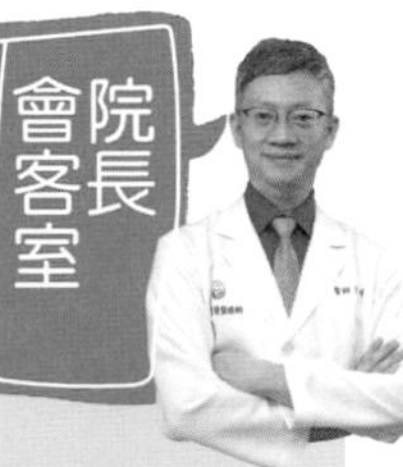


## 第一類型：情緒偏向焦慮憂鬱

處理經前症候群我通常使用「柴胡類」方劑，也就是從少陽（膽）厥陰（肝）相關的思維來處理。肝膽屬木，肝主輕升，膽主濁降，如同樹木能夠往下扎根，往上生長，讓情緒有上下疏通的管道，使人能於情緒壓力中成長茁壯，因此使用中醫處理經前的焦慮憂鬱，往往能獲得很好的成效。

中醫經典《傷寒論》裡的「柴胡加龍骨牡蠣湯」[8]條文提到幾個適應症，包括胸滿（乳房脹痛）、煩驚（生活繁忙工作壓力大，情緒方面經常表現為低落、抑鬱或焦慮），小便不利（忙到沒時間上廁所，也因此造成便秘），譫語（不斷重複述說相同的抱怨字句），一身盡重，不可側轉者（容易感覺疲倦乏力，下班回家後就懶得動）。

【治療原則】我通常使用**柴胡加龍骨牡蠣湯**，可以安定心神，緩解經前不適症狀。

柴胡加龍骨牡蠣湯可大幅度改善經前的情緒不穩，尤其是時常表現台語所描述的「很番」，情緒起伏大，容易

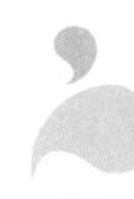

鑽牛角尖，不可理喻等，因此，臨床上也常用來治療小孩沒來由的夜間啼哭。

## 第二類型：情緒偏向煩躁易怒

經期之前情緒比較偏向激動類型的人，適合《傷寒論》中的「桃核承氣湯」[9]證型。這類型經前症候群的人，月經期之前一週左右出現小腹脹感，及小腹兩側或臍間緊繃感（即「少腹急結」），可能有輕微瘀血或發炎在骨盆腔（即「熱結膀胱」），由於瘀血或發炎因素，影響到大腦荷爾蒙調節機制，進而導致健忘、緊張、恐慌或煩躁不安、易怒，這些經前不適症狀隨著經血排出，在月經結束後就立刻改善。

【治療原則】這類型我通常使用**桃核承氣湯**的下法，可立即減輕腹內壓力，肩膀、頭部壓力也獲得釋放，恐慌或煩躁如狂的症狀就可獲得減輕緩解。

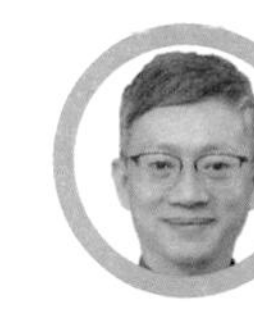

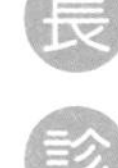

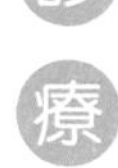
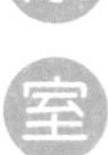
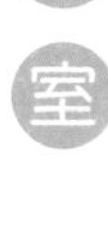

因為經前症候群具有週期性且症狀多元複雜，所以要預防並緩解經前症候群需要從日常生活開始改變。

1. 盡量避開誘發因素。月經週期之前一週，應避免攝取含咖啡因的飲食（如咖啡、茶飲、可樂等），並應戒菸、戒酒。

2. 飲食均衡清淡，適度補充鈣質、微量元素鎂、維生素B6等營養素。因為經前症候群是身體正處於發炎狀態，可多吃一些抗發炎的食物，例如芝麻、南瓜子、核桃等富含Omega-3脂肪酸食物，可以抗發炎，有助於減緩不適的症狀。

3. 作息規律，避免熬夜晚睡，使身心獲得充足休息，都有助維持腦部荷爾蒙分泌的穩定性，進而預防經前不適症狀發生。

4. 經前症候群是經前荷爾蒙失去平衡，如果在平常能做些間歇運動，使身體對於緊張和放鬆的平衡調節能力較好，有助加快月經結束後的恢復，且更能維持療效。所謂「間歇運動」可以採取快跑、慢走的交替運動。若身

體狀況允許，熱身之後，先全力快跑衝刺10秒，再慢走1分鐘，重複這樣的模式。

小時候體育課一定跑過百米衝刺，一聽到鳴槍衝刺當下那十來秒會讓人極度緊張，衝過終點之後的身體就會感受到極度放鬆，這樣一來一往，身體就可以拾回對於緊張和放鬆的正常感覺，不會一直處在不自覺的緊繃狀態，而能夠體會該讓自己如何放鬆，才能讓經前症候群不再發生。

## 茶飲改善經前症候群

### 紫蘇葉汁

材料

新鮮紫蘇葉10～15片

作法

新鮮紫蘇葉加入200毫升冷開水，用果汁機打成汁，以紗布過濾去渣後，依照個人喜好加適量蜂蜜調味（或加生薑汁），即可飲用。

說明

新鮮的紫蘇葉不僅有去除魚蟹毒的作用，紫蘇性溫可用以溫熱身體，促進下腹部血液循環，其香氣能夠讓人心情放鬆，有助緩解經前的情緒問題。

# 穴位按摩改善經前症候群

臨床上用於處理「經前症候群」的穴位有八個，俗稱「譚八針」，這是譚無邊老師所創，是從頭面部到前胸、大腹以及骨盆腔問題的整體平衡治療方法。

譚八針：外關、合谷（左）。內關、列缺（右）。足臨泣、足三里（右）。陰陵泉、曲泉（左）（可左右一起換，即上肢左右互換時也要搭配下肢的左右互換）。

1. 外關穴：為絡穴，用於胸部及下腹部，通陽維脈。
2. 合谷穴：為引產的穴位，因為懷孕針灸刺激合谷穴容易引發流產，因此可以讓月經正常以時下。
3. 內關穴：為絡穴，用於腹部、胸部、心悸，通陰維脈，也是子宮的手掌反射區，用於治療子宮問題。
4. 列缺穴：因為經前症候群通常是由於經前感受到外邪所引發，因此按摩肺經的列缺穴可以緩解經前症候群的呼吸急促與氣喘，讓其呼吸緩慢而促進身體放鬆。
5. 足臨泣穴、足三里穴：足臨泣通帶脈，也可使脾平衡卵巢，身體有濕的朋友，還能透過按壓此穴達到祛風除濕的效果。此外，因為足臨泣是膽經俞穴，穴性屬木，能夠升發人體少陽之氣，解散肝膽鬱結之氣，若加上胃經能量最大的合穴足三里，兩穴同時按壓可以肝胃同調，一起協同減少胸腹脇肋的腹內壓力對人體造成的鬱悶不適感。
6. 陰陵泉穴、曲泉穴：涵蓋脾肝經經絡，治療荷爾蒙失調和消化道等問題。

● 方法

直接按摩穴位局部的按壓疼痛處或局部肌肉緊繃結成硬塊的區域，直到感覺明顯痠脹或局部產生溫熱感，也可以利用吹風機來溫熱局部區域都是不錯的選擇。每天做3～5次。

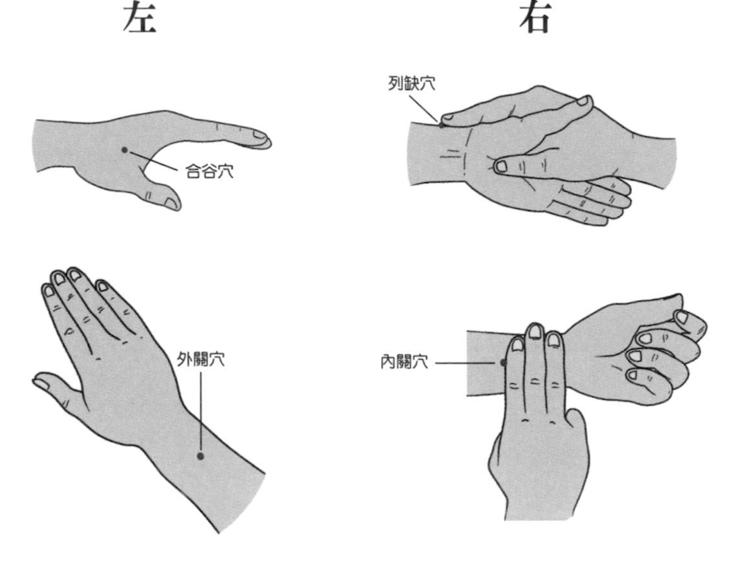
左
右
列缺穴
合谷穴
外關穴
內關穴

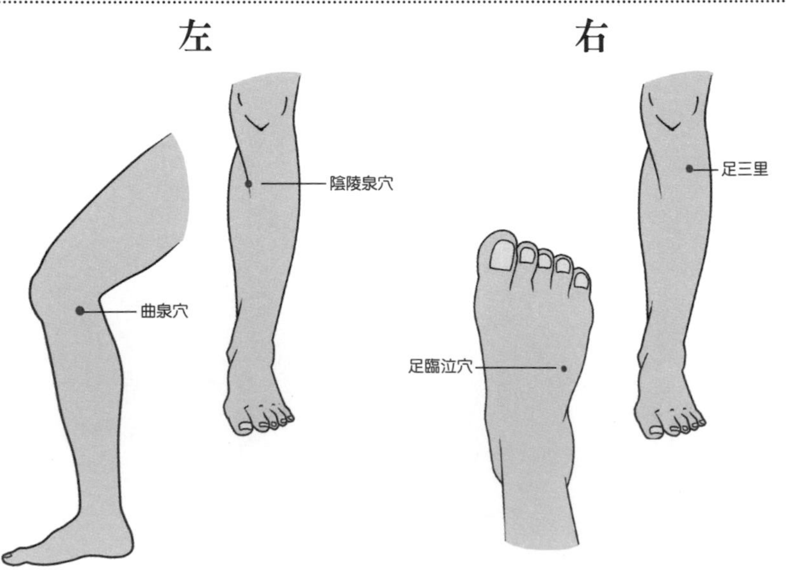
左
右
陰陵泉穴
足三里
曲泉穴
足臨泣穴

# 更年期障礙

「更年期」是所有女性必經的生命自然轉變階段，根據臨床資料顯示，婦女約在45～52歲這段期間，由於卵巢功能開始退化，女性荷爾蒙分泌逐漸減少（包含卵巢分泌雌激素減少、黃體素降低、雄性素與雌激素比值上升），因而產生各種身心方面的不適症狀。

常見的更年期症狀為熱潮紅、盜汗、心悸、失眠、偏頭痛、食慾不振或亢進、腹脹、便秘或腹瀉、尿道炎、性交不快、月經異常、會陰搔癢、萎縮性陰道炎、分泌異物、皮膚乾澀、骨質疏鬆、心血管疾患等。根據衛生福利部國民健康署二〇一六年更年期諮詢專線的統計，一般民眾去電諮詢的問題主要為身體不適（如熱潮紅、盜汗或心悸等），其次為性功能障礙（例如陰道乾澀及性交疼痛），再來則是失眠。更年期症狀因人而異，也有些人完全沒有任何不適症狀，少數女性更年期症狀嚴重且持續時間可能長達5～10年。

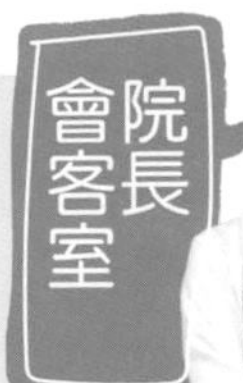

### 院長會客室

中醫稱更年期障礙為「經斷前後諸證」。中醫認為在接近停經期前後，腎氣漸衰，天癸（月經）將竭，腎的陰陽失調，影響到五臟六腑，尤其是心、肝、脾等臟腑，由於肝腎之陰不足所致，容易會有氣血陰陽不調和的現象出現，進而造成全身的諸多症狀。

從我臨床病患來看，更年期障礙很少是長期持續單一個症狀，通常會隨著時間而變化，也有可能同時出現好幾種症狀。雖然西醫認為是因為雌激素分泌減少所引發，但是在不同人的身上就會產生不同的症狀，所以我處理更年期症候群主要以緩解症狀為先，再輔以滋養肝腎為本，標本同治之後的臨床療效非常好。

#### 第一類型：思緒焦躁、心悸失眠為主

更年期出現心悸是由於婦女在七七之年，腎氣折半，任脈虛，太衝脈衰少，肝血不足，加之素體陰虛，或內傷七情虛火，暗耗營陰，腎陰虧虛，腎水不能上濟於心，心腎不交而出現思緒焦躁、心悸失眠，通常脈為虛細數，舌紅而少苔，甚至火氣大到口舌生瘡。

【治療原則】我通常以**天王補心丹**加百

合、生地、浮小麥加減等藥物治療，具有滋陰養血，補心安神的功效。根據書上記載，因終南道宣律師課誦勞心，夢天王授以此方故名「天王補心丹」。平常可以吃些安神的食療，例如酸棗仁浮小麥粥。

## 第二類型：熱證為主

更年期患者表現以烘熱汗出的熱潮紅，也就是身體突然感覺衝出一股煩熱，幾秒鐘就消退，常常伴隨著有心悸、盜汗，在冬天也得換幾次上衣，而且這種症狀也有可能在睡覺時出現，影響睡眠及生活品質，可以觀察到舌紅少苔、脈來細數。

【治療原則】**青蒿鱉甲湯**10中的青蒿、鱉甲、牡丹皮等藥物是更年期熱證必用標藥，若想要療效更好，可以加上龜板、地骨皮。鱉甲可以直入陰分，搭配龜板、地骨皮，能滋陰以退虛熱，青蒿芳香清熱透毒，可引邪外出，搭配牡丹皮能養陰透熱。

附帶一提，部分婦女罹患乳癌後使用抗荷爾蒙藥物因而引起如更年期的潮熱症狀，若伴隨脈浮大，則是屬於少陽陽明熱證，適用陽明主方——**白虎湯**，搭配少陽主藥柴胡與黃芩，再加上治療癌症的白花蛇舌草。

若是潮熱盜汗、頭眼昏花嚴重，這是因為身體出現了肝陰不足的情況，可以沖泡「桑葉菊花枸杞茶」（桑葉9克，杭菊、枸杞各3克，以500毫升熱開水沖泡即可），用以滋養肝腎，緩解盜汗以及保護眼睛，這道茶飲對於身體的滋養效果非常好，平常飲用可以促進身體恢復平衡。

## 第三類型：頻尿、陰道乾為主

部分婦女的更年期症狀以泌尿道問題為主，她們大多體型纖弱嬌小，看起來像林黛玉般弱不禁風的樣子。面部氣色不佳，容易出現黑眼圈，經常感覺腰部或手腳發冷，偶爾還會出現貧血症狀，觀察舌脈，大多舌淡而胖，苔白，脈弦細數。

這類型患者下半身血虛及腎氣不足，不能化氣行水，固攝無力，所以會有尿急頻尿（動不動就想跑廁所，然而每次尿量都不多），西醫角度是因為泌尿道功能減退，尿道縮短，彈性差而容易頻尿。由於外陰陰道的皮膚彈性減弱，陰道黏膜變薄，分泌物減少，陰道乾導致性交痛，而且容易罹患老年陰道炎。

【治療原則】我通常使用**加味逍遙散**搭配**濟生腎氣丸**，並加重生地黃用量。下半身虛的頻尿還可以常喝「紅花茶」。藏紅花是治療婦女病的妙方，紅花辛溫。歸心、肝經。藏紅花可以改善容易焦慮、急躁及促進睡眠，還可以舒緩痛經和頭脹痛等症狀，我經常用來輔助處理更年期症候群的問題。沖泡方法：一天三根藏紅花（雌蕊）泡300毫升左右的熱開水，等到杯中的水轉為淡紅色，就可以飲用，可以多沖泡幾次，直到顏色出不來了為止。

## 第四類型：梅核氣為主

門診中經常遇到屆臨更年期的婦女，或是本身有情緒障礙的患者，抱怨自己老是想咳痰，但是這口痰卻好像總是卡在咽喉部，吐不出來，也吞不下去，這就是中醫所稱的「梅核氣」，西醫稱作「喉球症」，屬於咽喉的神經官能症。《諸病源候論・氣病諸侯・結氣候》說：「結氣病者，憂思所生也。心有所存，神有所止，氣留而不行，故結於內。」也就是說，憂思會導致氣機鬱結而產生「結氣病」，而「結氣病」與「炙臠」即為梅核氣症狀。梅核氣的病因、病機為自律神經失調導致人體七情（喜、怒、悲、思、憂、恐、驚）之氣結成病態的痰涎之氣，往上衝堵在咽喉的氣鬱現象，這是更年期女性經常的問題。

【治療原則】梅核氣病患若屬於白膩舌苔、弦滑脈者，我通常使用**半夏厚朴湯**[11]來開結化痰，順氣降逆。半夏厚朴湯共五味藥，其中半夏可以降逆氣，與厚朴一同解除結氣；茯苓不僅可以利水排尿，也可以幫助半夏、厚朴的消痰效果；加入生薑可以醒胃，助正祛邪預防感冒，消除急慢性咽炎（註：生薑、半夏也稱作「止嘔聖藥」，尤其適合懷孕婦女的孕吐），最後輔以紫蘇之辛香，散其鬱氣。

掃描QR Code看「女性必經階段——更年期障礙」示範影片

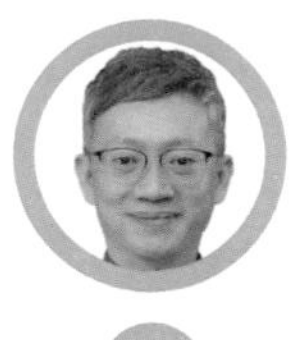
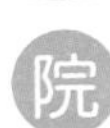
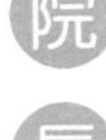

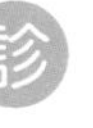
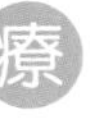
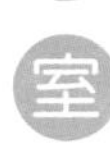

## 院長診療室

更年期障礙與荷爾蒙濃度變化息息相關，因此使內分泌荷爾蒙保持穩定，就能有效緩解各種不適症狀。

1. 生活作息規律：定時起床、睡覺、進餐，可維持內分泌系統的穩定性，不僅能緩解更年期生理不適症狀，還可使心情保持愉快，抗壓性增加。
2. 飲食攝取要均衡：飲食內容應以低油脂、高纖維、少調味品、少加工食品為主，可多攝取富含維生素C、D及鈣質、蛋白質的食物，如乳類、豆製品、深顏色的蔬菜水果等。

3. 養成規律運動習慣：每週應做150分鐘以上「中等」強度身體活動。所謂中等強度運動是指持續運動10分鐘以上還能順暢地對話，但無法唱歌，覺得有點累，呼吸及心跳比平常快一些，也會流一些汗的運動。建議可以選擇荷重運動，例如健走、慢跑、爬樓梯、舞蹈、登山、跳繩等，以增加骨質密度和肌肉耐力，戶外運動時適度的日曬還有助活化維生素D幫助鈣質吸收，可預防骨質疏鬆。

4. 睡前足浴：睡前用溫水泡腳有助小腿肌肉將血液往心臟回流還能讓陽氣經由腎經湧泉穴進入人體，隨著元氣運行溫養五臟六腑，而達到助眠作用。

【泡腳注意事項】

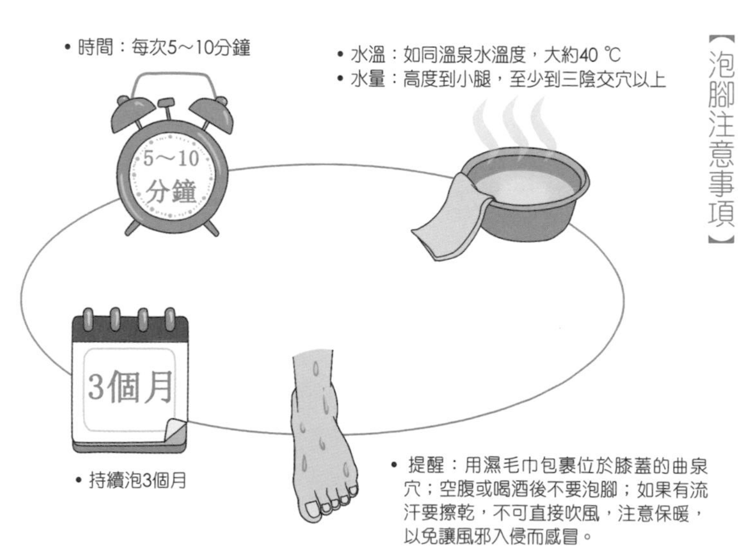

## 茶膳改善更年期障礙

### 酸棗仁浮小麥粥

**材料**

酸棗仁（炒過）30公克、浮小麥30公克

**作法**

1. 炒過的酸棗仁放入電鍋內鍋，加入400毫升的清水（水要淹過酸棗仁至少一指幅），外鍋放600毫升的水，煮至電鍋跳起來。
2. 濾掉酸棗仁藥渣，將浮小麥放入酸棗仁藥液，外鍋放600毫升水，煮至電鍋跳起來，加入適量鹽調味即可食用。

**說明**

酸棗仁入心、肝、膽經。能養心益肝，就能安神進而改善失眠及多汗的症狀。浮小麥性味甘涼，歸心經，《本草綱目》提到：「益氣除熱，止自汗盜汗，骨蒸勞熱，婦人勞熱。」

### 決明子茶

**材料**

決明子30公克

**作法**

決明子放入鍋中，加入600毫升水，大火滾開之後轉小火，濃煎到剩一碗（約200毫升）。

**說明**

當感覺口渴時或喉中有異物感（梅核氣）時，隨時以決明子水含漱（像用漱口水一樣，低頭在口腔中充分漱口，不要養臉仰頭漱口，避免嗆到），讓口腔黏膜享受SPA衝擊感之後再吐掉。能有效緩解口乾、口渴以及梅核氣的不適感。即使是被西醫限制不能多喝水的慢性腎臟炎的病患，也可以採用這個方法來緩解身體的乾渴。

# 穴位按摩改善更年期障礙

## 曲泉穴

### 功效

足厥陰肝經的合穴，合穴是經氣由此深入，進而會合於臟腑的部位，是最具該臟腑能量的穴位，因此，可以用來處理該臟腑的急慢性疾病。

曲，指肝木（木曰曲直）；泉，則是指腎水。肝屬木，腎屬水，水能生木，因此腎為肝之母，根據「虛則補其母」的原則，肝的臟腑的虛症，可用曲泉補之。從五行來說，曲泉的穴性剛好屬水，使用曲泉穴，可以展現肝經的肝藏血特性，與腎主水相輔相成，提供人體生命的液態物質能量泉源，對身體水分、血液與體液有關的症狀有特別的效果，因此對於改善泌尿器官系統與女性生理相關的各種症狀，曲泉是個不可或缺的好穴位。

### 方法

直接按摩穴位局部的按壓疼痛處或局部肌肉緊繃結成硬塊的區域，直到感覺明顯痠脹或局部產生溫熱感，也可以利用吹風機來溫熱局部區域。每天做3～5次。

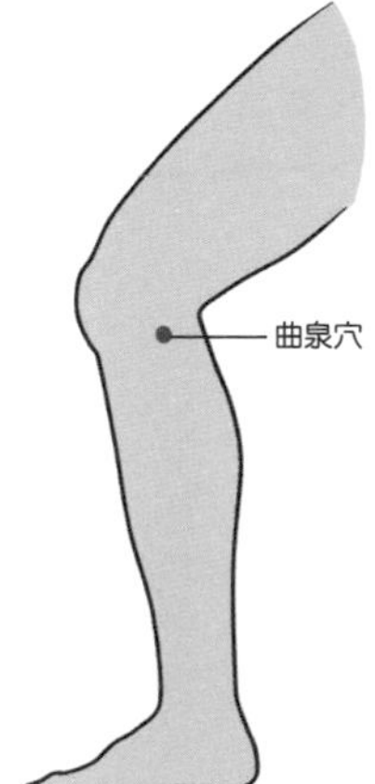


## 膻中穴

### 功效

心包經的募穴，募穴就是指經絡上最容易讓氣聚集的穴位，刺激這個穴位，可以讓與這個募穴關係密切的器官功能獲得增加及提升。

膻中穴位在心臟的正前方，可以用來阻擋外來邪氣侵犯心臟而使心臟不舒服，例如心悸、胸悶胸憋，或胸部任何不適

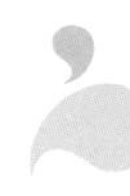

感。正因為膻中穴能防止邪氣入侵，因此對焦慮不安、煩躁急躁及神經衰弱、憂鬱、失眠等精神症狀具有緩解改善的效果。

● 方法

直接按摩穴位局部的按壓疼痛處或局部肌肉緊繃結成硬塊的區域，直到感覺明顯痠脹或局部產生溫熱感，也可利用吹風機來溫熱局部區域。每天做3～5次。

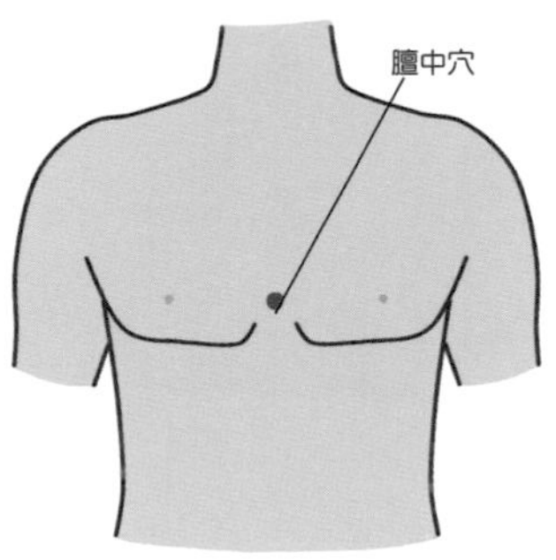


## 三陰交穴

● 功效

顧名思義就是三條足部陰經（脾經、腎經、肝經）經氣交匯的地方，刺激三陰交穴，能促使這三條經絡經氣流通，有助改善女性下半身的虛冷、月經不規則、更年期障礙等問題，對於男性的精子問題導致的不孕也有特別效果。三陰交穴除了可以促進血液循環，還能恢復內分泌平衡，提高身體免疫力，對於消化不良、食欲減退也有健胃整腸的功效，並且能治療下肢的浮腫。

註：傳統認為補合谷、瀉三陰交是墮胎，瀉合谷、補三陰交是安胎。但中醫古籍《針灸銅人》記載三陰交穴、合谷穴為孕婦的禁針穴，因此懷孕的孕婦除非不得已，應盡量避免刺激三陰交穴。

● 方法

直接按摩穴位局部的按壓疼痛處或局部肌肉緊繃結成硬塊的區域，直到感覺明顯痠脹或局部產生溫熱感，也可以利用吹風機溫熱局部區域。每天做3～5次。

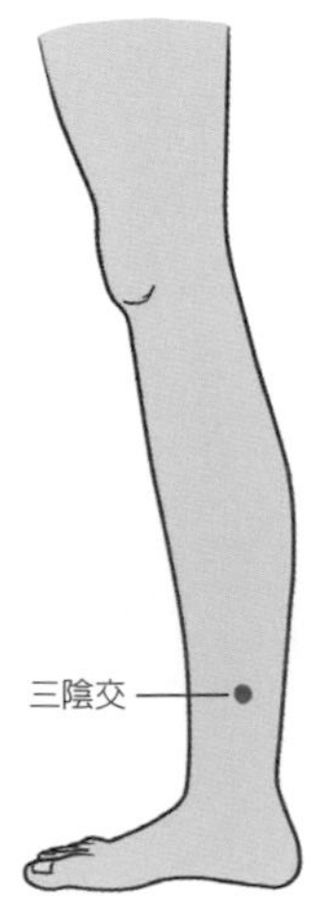

## ★抬頭呼吸改善梅核氣

STEP1.

打直背部，在鎖骨的正中心、稍微往下一點的位置雙手交疊。

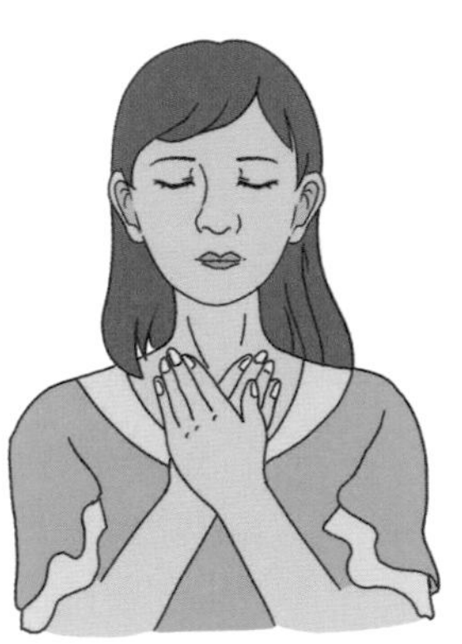

STEP2.

雙手往下拉，頭部則緩緩朝上，伸展脖子20秒，同時維持緩慢深呼深吸。

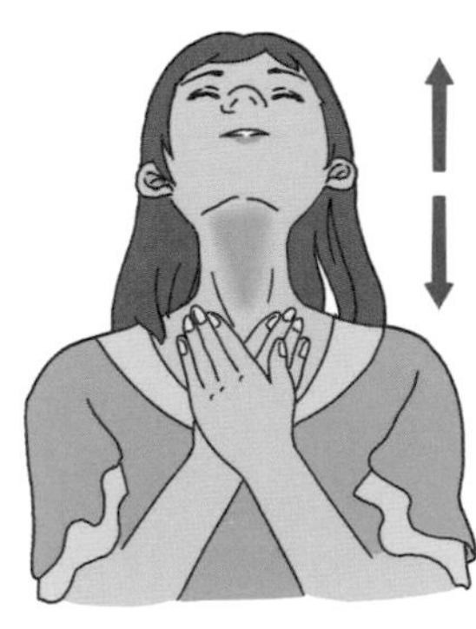

STEP3.

維持著這狀態再往斜上方伸展20秒，反方向也重複動作。

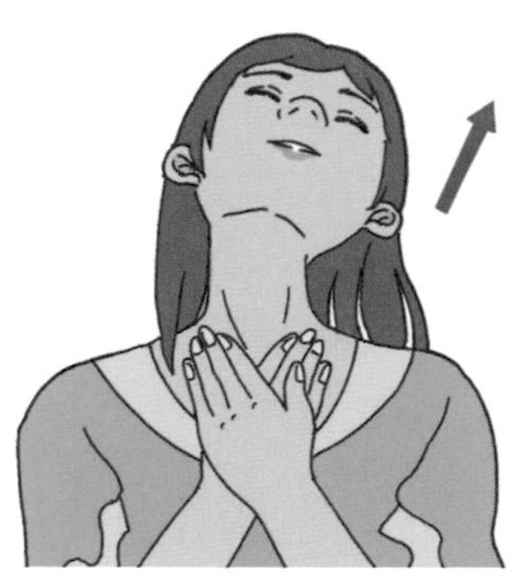

STEP4.

如果覺得脖子向後傾斜很難受的人，也可將頭靠在牆上伸展。

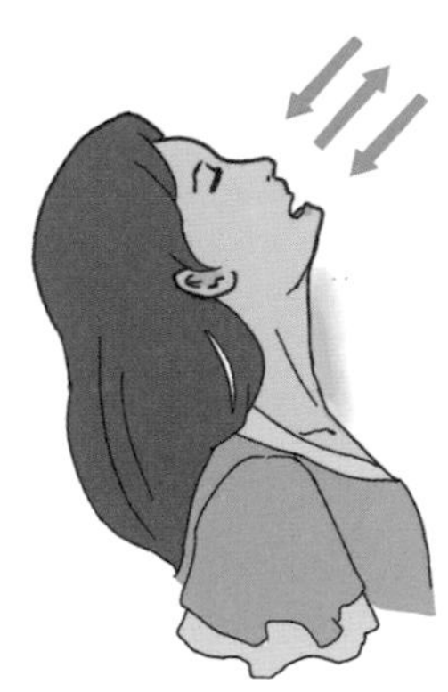

掃描QR Code看「一定要看！抬頭呼吸改善梅核氣」示範影片

# 白帶

女性自初潮之後，在非月經期間陰道都會有些非血性分泌物，一般統稱為「白帶」，不過嚴格的醫學定義裡，白帶分為正常生理性白帶以及異常的病理性白帶，中醫稱病理性白帶為「帶下病」。帶下病就不一定是白色分泌物了，可能有青、赤、黃、白、黑色，甚至五色帶。

「白帶」是從女性生殖器官各部位分泌出來的黏液、細菌、陰道上皮細胞等混合而成，為陰道自我保護的分泌物，有其重要性。陰道分泌的白色黏液呈酸性，可幫助維持陰道健康；來自子宮頸口腺體的乳白色雞蛋清陰道液，可在排卵時增加量及黏稠度，有助精子通過；而位於陰道前庭的巴氏腺所分泌的黏液則是為了性交作準備，具有潤滑作用。

白帶的量會依年齡、月經週期、身體狀況而有所不同。一般而言，正常的白帶無色、無味、無臭，且不至於沾濕內褲，但在接近排卵日的兩三天，分泌物會比平常多2～3倍，且變得清澈並富有延展性；之後質地會變得較濃較混濁，味道雖然帶點酸味但不會有異味。在壓力、生病或服用抗生素時，陰道分泌物會增加，更年期之後分泌物會下降，陰道也可能因為乾澀而搔癢。

異常的白帶，通常帶有量、色、質或氣味的異常，還伴隨其他不適症狀，例如聞起來的味道帶有腥臭味，分泌物顏色變成黃綠色、綠色或帶血色，質地呈乳酪狀、泡沫狀、濃液狀，或是伴隨有下體有紅腫、疼痛、搔癢難耐感，或是上廁所小便時或行房時，有灼熱刺痛感。

若出現異常陰道分泌物，應立即就醫做詳細的診察，不可忽略症狀或使用不正確的方式自行處理。中醫處理女性帶下問題，以癢的症狀來辨證論治為主，配合年齡與月經情況做整體性治療，往往能得到較好的防治效果。

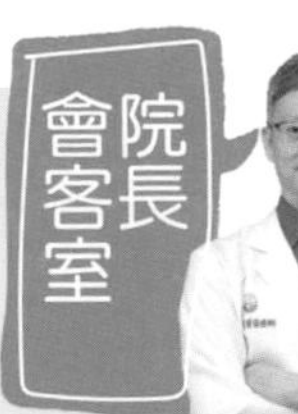


西醫所稱的白帶，在中醫歸屬於「帶下病」裡的狹義定義，帶下病更廣義的定義是指婦女帶脈12以下，一切婦女特有的病理變化，包括西醫所稱的陰道炎、子宮頸炎、盆腔炎、子宮頸癌、子宮肌瘤、卵巢炎、卵巢腫瘤、子宮體癌等疾病。

治療白帶問題，我主要從患者伴隨症狀的癢或不癢這二個方向來做治療方案。

**第一類型：不癢**

不癢的白帶，我個人認為與「水毒」狀態關係密切。中醫對於「水毒」的解釋是人體因為錯誤飲食或晚睡讓體質逐漸虛冷，或姿勢長期不當而導致能量流動不順，氣、血、津液不遵循正常管道流動，致使水分代謝異常，因停滯在下半身而引發水毒狀態。

有水毒問題者，通常在冷氣房中待一下就手腳冰冷，或是人體為自救而將體內停滯的多餘水分以多尿、頻尿、腹瀉或噴嚏、流清涕等方式排出體外，假如過多水分無法排除，則午後小腿以下就會水腫。由於白帶也是女性排除水分的方式之一，所以水毒之人在平常水樣白帶分泌物較多，甚至需要更換內褲。

這類型患者因為水毒與經血混雜，因此經血容易呈現淡紅色，因為陽氣弱無力推動，月經量也會比較少。我通常以補充心陽、脾陽，消除過多的水邪，恢復通道的流暢，讓氣的作用恢復正常來給予治療方藥。因為人體過濕，就像未擰乾的濕毛巾直接晾曬一樣，水分會直驅下體而滴滴答答的，這時候補充人體心陽、脾陽能量就如同給予太陽力道一樣，可提供熱能溫暖人體，讓下體藉由陽氣（熱能）蒸發過多的水邪，恢復原本的乾爽。

【治療原則】我常用**附子理中湯**加桂枝與肉桂，配合**柴胡疏肝湯**一起治療。理中湯可以處理脾虛、補充脾陽，也可以健胃暖身，提振體力，改善脾陽不振的面色恍白或萎黃，神疲乏力，因此常常用來治療中氣下陷，小腹墜脹的腹痛腹瀉，水分停滯體內或失衡的症狀。附子、肉桂都能「引火歸原」，讓引發口渴、口乾、眼睛疲澀，甚至潮熱盜汗等上部不正常病理能量（即所謂「虛火」），能夠回歸到下焦腎而封藏成正常生理之能量。附子與肉桂能讓腰痠、怕冷者的下焦能量提升，也就是補火助陽和散寒止痛。加上桂枝可以通利關節，手腳不冰冷。搭配柴胡疏肝湯，可以讓這些藥物都遵循正常生理通道，而各自作用達到一加一大於二的功效，自

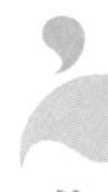


然就可以解決伴有腰腿冰冷而潮紅，或是身體冰冷經常頻尿、清稀白帶患者的困擾。

還有一種清稀白帶是屬於輕微瘀血與水毒的「當歸芍藥散證」。**當歸芍藥散**[13]被日本漢方視為「婦科聖方」，凡是屬於肝鬱及肝血虛、脾虛且濕困，以致肝脾不和、氣血空虛失調而發生的腹部疼痛，例如經行腰痠腹痛的痛經，均可以此方加減治療，尤其適合更年期婦女的陰道疾患。

女性如果看起來不瘦略顯豐滿，肌肉弛緩而顯得臀髖偏大的西洋梨體型（脾虛且濕困腫脹），膚色也黃黃暗暗，臉色蠟黃有斑，有貧血黑眼圈周圍浮腫貌（肝血虛），下肢常常浮腫，也常頭暈痛，肩背肌肉僵硬緊繃感（肝鬱），大便軟而不成形，下腹易痛，白帶多，常伴隨月經不調，舌不紅偏厚胖，苔薄潤。我通常使用黃煌老師的「黃臉婆湯」，也就是**當歸芍藥散**合**柴胡桂枝湯**來治療。這類患者特徵為腹壁無力，觸診輕敲胸口有水聲（胃內停水），且手腫腳腫，感到皮膚異樣感麻痺，從左脇到下腹部有輕微的疼痛，若是按壓下去，還會痛到胸口或腰部。若是疼痛在右脇肋及右肋弓下壓痛就需要配合柴胡桂枝湯，但是臨床上患者常常說有時會痛左邊，有時痛右邊，不過還是以左邊為主，所以黃臉婆湯（當歸芍藥散合柴胡桂枝湯）應當以當歸芍藥散為主方。

## 第二類型：癢

會癢的白帶大多是因為感染所致，常見的有三種，第一種是細菌感染的生殖器發炎，白帶會呈現黃色黏稠如黃鼻涕般，且有味道；第二種是陰道滴蟲，會使帶下物變黃色，聞起來惡臭，量多且混雜有細小氣泡；第三種是念珠菌感染。念珠菌是屬於酵母菌，就跟養樂多一樣，一旦滋生過多就會變優格、乳酪狀的塊狀分泌物。這類型帶下屬於中醫的「濕熱生蟲」，西醫婦科常開塞劑治療，中醫治療方向以清熱解毒、除濕、消炎為主，臨床上還需要辨清濕與熱的輕重，才能對證用藥。

### 1. 熱重於濕類型

這種證型大多是細菌感染造成生殖器官發炎，白帶會呈現黃鼻涕樣，帶有味道，因為熱證明顯，所以常有會陰部癢痛。主要使用龍膽瀉肝湯加減方治療，中醫認為陰部為足厥陰肝經循行位置，若是因過度憂思鬱怒，導致肝經鬱而生濕熱，流注於下焦而成帶下，使用**逍遙散**、**龍膽瀉肝湯**都有很好療效。

## 2. 濕重於熱類型

這種證型大多是陰道滴蟲，或念珠菌（酵母菌）感染所致，就像養樂多甜甜的能提供這些蟲菌養分，所以喜歡甜食的年輕患者（或孕婦和糖尿病患者）陰道環境酸鹼度失衡，就容易被這些肉眼看不到的蟲菌寄生，產生有混雜細小氣泡，甚至到優格、乳酪狀的塊狀帶下分泌物。這種一般可選用**八正散**、**五淋散**，以及蛇床子、地膚子、苦參等中藥。

如果陰道滴蟲或念珠菌往上蔓延，導致骨盆腔發炎，這時候不只會有帶下，還會造成腹痛，再加上脹滿而不得臥，符合氣血鬱滯腹痛的徵象，可以用含枳實、芍藥的中藥，例如**當歸芍藥散**合**枳實芍藥散**等藥方。又因為下腹不適：痛屬瘀血，腰痠屬虛，腰腹脹屬氣滯，腰腹下墜感屬濕，可以再加以相對應的中藥，還要記得酌加土茯苓、蒲公英治標加強療效。

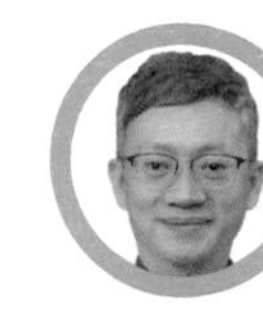
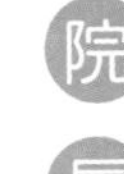

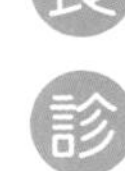

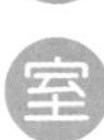

院長診療室

1. 養成良好衛生習慣：勤換內褲，保持會陰部乾燥，但應避免過度清洗私密處（一天不要超過2次，晚上洗澡1次，醒來再洗1次陰部並換掉昨晚穿的內褲即可），不宜灌洗陰道，以免破壞陰道的pH值，使具有保護作用的分泌物流失。需注意每次性行為前後的清潔衛生，以免致病菌趁虛而入。月經期間要勤換衛生棉（條），即使經血量不多也要勤換，非月經期應避免使用護墊，衛生棉或護墊會讓私密處於悶熱、不透氣狀態，成為細菌溫床，容易引發感染。

2. 維持私密處良好血液循環：平時穿著透氣的寬鬆、棉質衣物，避免穿緊身衣褲、牛仔褲。上班族應避免久坐，不僅影響骨盆腔血液循環，還可能使私密處長期處在悶熱狀態，增加感染機會。

3. 少吃甜品、冰品：甜食容易導致痰濕產生，麵粉的麩質或過多添加物也容易導致腸胃道痰濕，而陰道在台語稱作「生腸」，所以腸胃道不適也會導致陰道白帶偏多，因此需要減少甜食與麵包類攝取。冰品、冷飲及生冷食

物，也會造成脾胃功能的傷損，以致體內水濕無法正常代謝，使得濕氣下注導致白帶量多，所以這類食物也要避免食用。

4. 另外，營養不良、經常晚睡熬夜、工作壓力大，人體免疫力下降時，也易產生白帶分泌物，因此飲食均衡，規律作息，運動紓壓都是預防與防護的最佳選擇。

**認識白芷**

記得學中藥學時，老師常說一個口訣「白芷能止白」，也就是止白帶。《神農本草經》記載：「白芷主女人漏下赤白，血閉陰腫、寒熱，風侵頭目淚出，長肌膚、潤澤，可作面脂。」白芷辛溫燥溼而祛風，白芷散以白芷當主方，因此可以治療帶下由於風寒溼熱所傷。

## 茶飲改善白帶問題

### 白芷蘇子茶

**材料**

白芷、紫蘇子各10克

**作法**

將藥材放入杯中，加入600毫升熱開水，稍燜3～5分鐘即可飲用。

**說明**

1. 一天分3次飲用。
2. 紫蘇《本草備藥》提到：「紫蘇，味辛入氣分，色紫入血分，香溫散寒。通心利肺，開胃益脾…止痛安胎，利大小腸，解魚蟹毒。」就因為陰道在台語稱作「生腸」，所以紫蘇的開胃益脾，利大小腸，解魚蟹毒，對於腸胃道不適，特別是懷孕的婦女，因體內荷爾蒙的變化，陰道環境酸化適合黴菌細菌生存繁殖而出現的細菌性陰道炎、白帶異常分泌也很有幫助。

3. 白芷與紫蘇子合用，可以從腸胃引導骨盆腔形成一個安全環境，改善女性對於白帶的困擾。

## 穴位按摩改善白帶問題

白帶不管虛實，都與肝、脾有關，其病變位置在下腹，因此可以遠道取下肢足厥陰肝經曲泉穴，足太陰血海穴，可以疏泄肝經鬱熱、增加健脾滲濕之力。

### 曲泉穴

● 功效

曲泉穴五行屬水，又是肝經合穴，該穴位於肝經循行經過的隱密私密處，此處水濕雲氣聚集，因此可以化濕解毒，治療外生殖器官相關諸疾。

● 方法

直接按摩穴位局部的按壓疼痛處或局部肌肉緊繃結成硬塊的區域，直到感覺明顯痠脹或局部產生溫熱感，也可以利用吹風機來溫熱局部區域。每天做3～5次。

### 血海穴

● 功效

血海穴能健脾益氣，健脾所以除濕，益氣則能運化，讓白帶癢痛迅速消融蒸散。

● 方法

每天上午的9～11時，這個時辰是脾經經氣運行最旺盛的時候，也是人體的陽氣正處於提升趨勢，所以正坐，蹺起左足放在右腳的膝蓋上，用拇指的指尖按揉就好了，只要能感覺到穴位有微微的痠脹感就可以了。

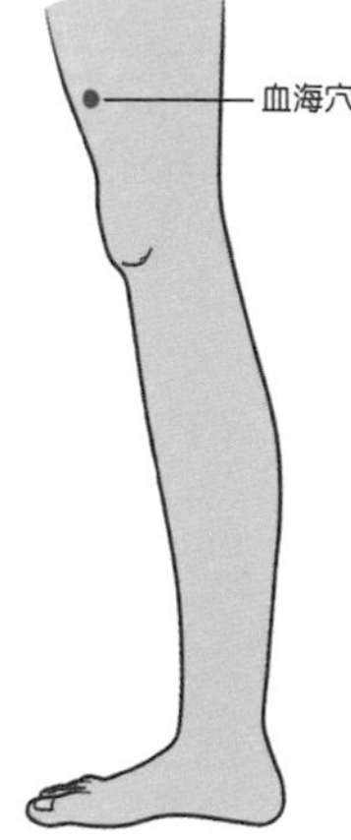

## 下髎穴

●功效

通調膀胱加強清熱利濕作用，直接作用在骨盆腔的相關疾患。

●方法

直接按摩穴位局部的按壓疼痛處或局部肌肉緊繃結成硬塊的區域，直到感覺明顯痠脹或局部產生溫熱感，也可以利用吹風機來溫熱局部區域。每天做3～5次。

下髎穴

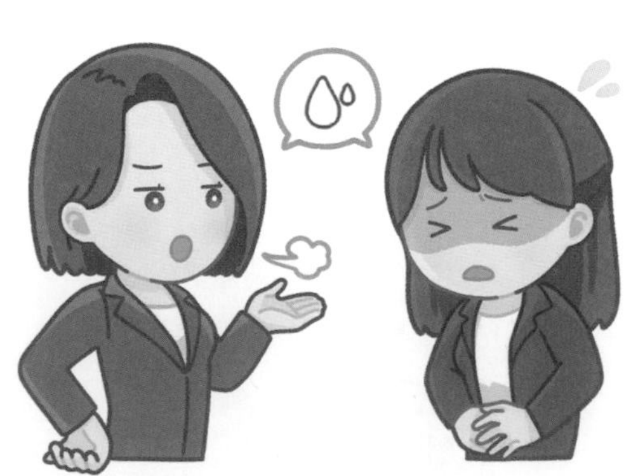

# 女性不孕

在台灣，不孕症的發生率大約為15％，也就是說每七對男女當中，就可能有一對男女正遭受著不孕症的困擾。不孕症不等於完全不能生育，而是代表不容易受孕，臨床定義為在沒有避孕情況之下且至少有一年以上的性生活卻沒有懷孕，一般可分為兩大類：一種是原發性不孕，是指連一次懷孕都沒有過的情況；一種是繼發性不孕，是指曾經懷孕過，但因為流產或是子宮外孕等問題，或是生育過孩子後未再懷孕。根據統計，約有40％的不孕症為原發性不孕，而其他60％屬於繼發性不孕，其中女性不孕症約占35％。

女性不孕症的原因錯綜複雜，從卵巢、輸卵管、子宮、子宮頸等各方面的問題，都可能造成不孕，例如排卵功能異常及荷爾蒙失調；子宮頸黏液分泌異常，使精子無法順利進入子宮腔內；子宮腔結構異常、子宮內膜沾黏或功能異常，使受精卵無法著床；輸卵管因發炎或感染造成沾黏或阻塞等等。臨床治療時需詳細的問診，並安排適當的檢查，以便做出正確的診斷。

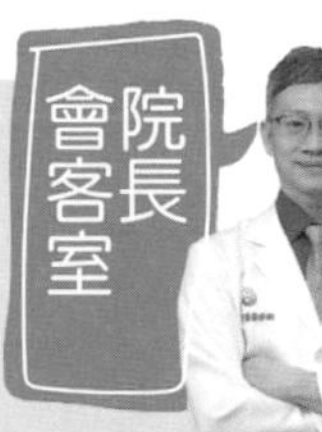

院長會客室

女性不孕除先天病理因素外，主要是後天臟腑功能失常，腎虛和血瘀是不孕症的主要病理機轉。

肝主外在生殖器官，腎主內在生殖激素，不孕與肝腎的關係密切，並與天癸、衝任、子宮的功能失調（中醫生殖軸：腎氣—天癸—衝任—子宮），或臟腑氣血不和，影響胞脈胞絡功能有關，整體仍以肝鬱腎虛為主。腎虛的病因、病機包含先天腎氣不充，陽虛不能溫煦子宮，子宮虛冷，以致不能攝精成孕；或是形體消瘦，精血不足，衝任脈虛，胞脈失養，不能成孕；肝鬱通常來自於長期作息不規律，耗血傷陰，陰虧使病理之火偏旺，即陰虛火旺，導致血海蘊熱，因而不孕。血瘀的病因、病機則是經期或產後瘀血未淨，若感受寒邪，寒凝血瘀，胞脈阻滯，兩精不能結合，以致不孕。因此，不孕症的治療應以疏肝補腎活血為主。

## 第一類型：瘀血型

我在臨床上最常見到的女性不孕症，一半以上是輸卵管阻塞的病患，這在中醫屬於血瘀，統整起來的病因、病機是經期瘀血未淨，例如曾開刀過致使腹部沾黏阻滯血脈形成瘀塞，或當時在開刀房過冷，或平素貪涼穿少，甚至吃冰過度而感受寒邪，寒凝並血瘀，胞脈阻滯，輸卵管不通暢，導致父母兩精不能結合，以致不孕。

這類患者通常在月經後期的經血量變少，或第一天會痛經，經血色紫黑，經行有血塊（瘀血隨經血下泄）。平時少腹作痛，痛時拒按（如果又有子宮內膜異位症候群者更甚），隨著一次次的來經導致子宮內膜異位更加嚴重，且經痛更為加劇，更加瘀阻不暢。少腹冷痛伴腰胝痠痛，得溫則舒，常有子宮後傾位。經常有水腫但反而尿多的情況（屬於「血證諦」[14]）。

張口望舌診可以看到舌有血瘀之徵（舌質紫黯或舌邊有紫點），或是上唇翻開牙齦反黑是齶黏膜徵陽性，這些都是瘀血的典型表徵。

---

**齶黏膜徵**

廈門大學醫學院呂崇山教授的「齶黏膜徵」望診法，不靠繁雜儀器就可以判斷病人有瘀血的體質。

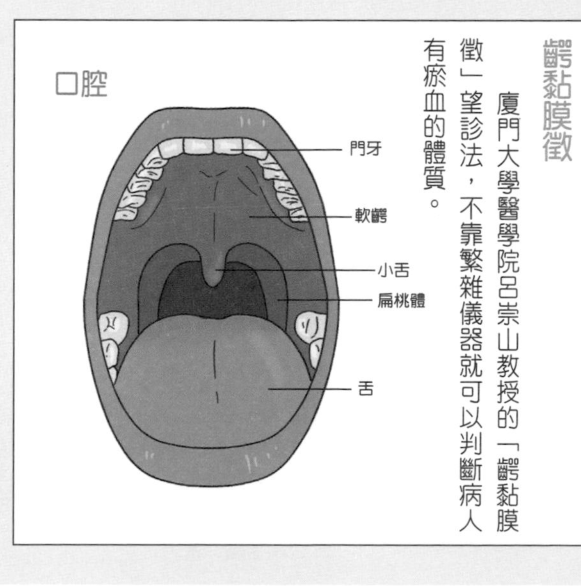

軟齶弓處黏膜稍紅到色調深紅或紫暗，可見到有充血擴張的小動脈和曲張的小靜脈；硬齶黏膜可見清晰的小血管或黏膜上小動脈擴張充血，或小靜脈曲張瘀血或有出血現象，或黏膜表面色調深紅或紫暗的改變都是屬異常的「血瘀」證有關。

通過臨床觀察和實驗統計，發現有血瘀證表現的患者，其頸黏膜徵多為異常改變，且與舌下望診法、舌診法、脈診法等有關血瘀檢查法的臨床意義十分相似。

【治療原則】瘀血治則首重活血祛瘀，溫經止痛，我常用**膈下逐瘀湯**，效果很好。膈下逐瘀湯是以處理橫隔膜以下肝鬱氣滯所引起的腹部脹痛或有積塊腫塊而命名。

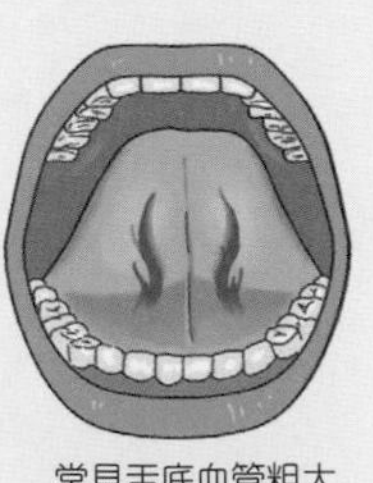

常見舌底血管粗大瘀血症狀發展中

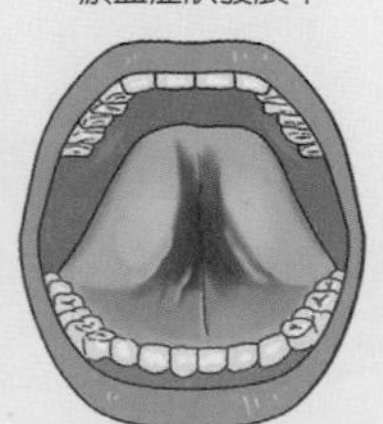

舌底血管緊挨體內多種淤積

正常舌底血管直徑不超過2.5毫米

舌底血管怒張瘀血症狀嚴重

中醫望診常以見到舌下血管青筋怒張當作有瘀血的指標。

## 第二類型：脾腎肝虛型

中醫認為，肝藏血，腎主生殖，脾管運化，不孕與足三陰經，也就是脾、肝、腎三臟（經）的關係密切，並與天癸、衝任、子宮的功能失調有關，這是中醫的「生殖軸」概念。腎精肝血脾運—天癸—衝任—子宮共構成一個系統，猶如現代醫學的內分泌系統。病患若先天稟賦不足，或是後天生活作息不規律，晚睡熬夜過度耗損，導致臟腑氣血水不和，影響胞脈胞絡功能正常發揮，導致腎精虛、肝血虛或肝氣鬱、脾痰濕不化。

### 1.腎精虛型

現在人經常晚睡熬夜耗血傷精，常常講話一下子就沒力；或是人來瘋，人走就塌；越晚越水腫或月經淋漓不止，尤其淋漓一直到排卵才停，這些都是精傷精極的症狀表現。

【治療原則】這類型可用**龜鹿二珍膠**來治療，龜鹿二珍膠主要用來補氣血，因為龜鹿二仙膏是血肉有情之品，明代李中梓提到：人有三奇「精、氣、神」生生之本也。精傷則無以生氣，氣傷則無以生神；精不足者，補之以味。而且中醫來說「精生氣，氣生神，精極則無以生氣，故瘦弱少氣，氣弱則不能生神，故目眊不明，精氣不固，水不能制火，故遺洩而精愈耗也。」龜、鹿稟陰氣之最完者，其中鹿的角與龜的腹板，其身聚氣之最勝者，故取其久熬之膠以補陰精。用血氣之屬劑而補之，所謂補以類也。人參善於固氣，氣固則精不遺。枸杞善於滋陰，陰滋則火不洩。此藥行則精日生，氣日壯，神日旺矣。

### 2.肝血虛／肝氣鬱型

這類型不孕症主要病因、病機為情志不暢，肝氣鬱結，疏泄失常，氣血不和，衝任不能相資（滋）以生肝血，以致不孕。患者常見月經前乳房脹痛，經來腹痛，經血量少色黯，有小血塊，月經週期不規律，這是因為肝膽少陽厥陰主體內樞機生發運行的疏泄失常。平常主要表現為精神抑鬱，煩躁易怒，失眠多夢，這是由於肝血虛及肝氣鬱而化火擾神，可以觀察到舌質黯紅，苔薄白，脈弦的肝鬱基本病理表徵。

【治療原則】肝鬱氣滯而後血虛血行不暢致瘀的臨床治則以舒肝解鬱，養血理脾為主，我常用**逍遙散**加減，若胸脇脹滿甚者可加鬱金，以舒鬱；乳房脹有硬塊加王不留行、路路通；乳房脹痛有灼熱感或觸痛加川楝子、蒲公英等藥物。

### 3.脾虛型

若是患者有體質肥胖，或嗜食膏粱厚味，脾虛不運，痰濕內生，蘊濕成痰惡性循環之下、氣血運行氣機不暢，衝任胞脈受阻，脂膜壅塞造成輸卵管阻塞而不能攝精成孕的痰濕特徵，多囊性卵巢症候群（Polycystic Ovaries Syndrome, PCOS）所致的不孕症即屬此類。這類型患者可能有帶下量多質黏稠的現象（因脾虛濕困、濕濁下注所致），平常食後、熬夜或宿醉隔天胸悶泛噁，這是因為痰濕內阻、升降失宜致使清陽不升，望舌診可看到白膩苔，呈現滑脈。

【治療原則】這類型要用燥濕化痰，理脾調經的藥方，例如**柴芩溫膽湯**（即溫膽湯加柴胡、黃芩、蒼朮），要先調理到月經正常按時來，而且經量正常，平常也不會有白帶困擾，這時候才有受孕的機會。

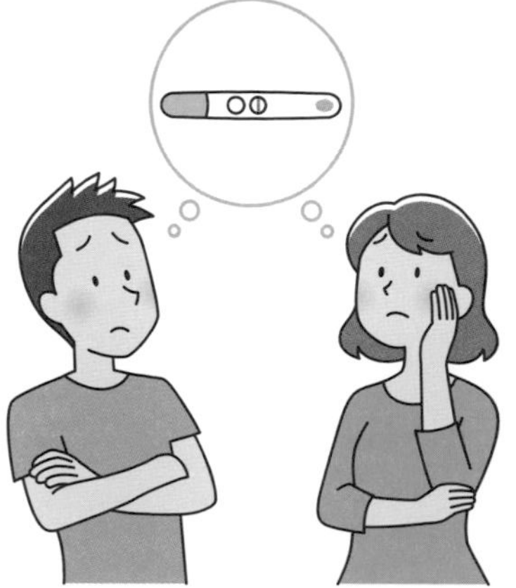

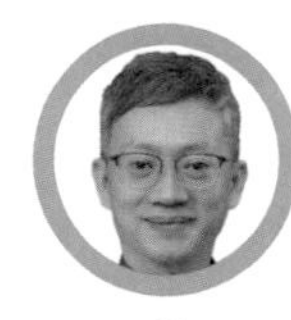

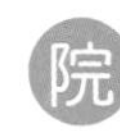
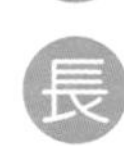

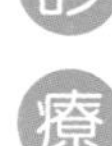

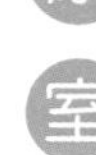
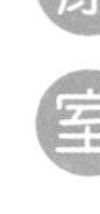


## 茶飲改善不孕問題

### 龜鹿二珍寶拿鐵

**材料**

馬光二珍寶半塊，黑咖啡適量，鮮奶適量

**作法**

1. 先把二珍寶外層膠膜撕下，放入碗中，以熱開水溶解備用。
2. 將溶化的二珍寶藥汁倒入黑咖啡中，攪拌均勻，最後再加入鮮奶攪拌均勻即可。

**說明**

1. 成長期、成年人、老年人、全家大小皆可使用。
2. 不能喝咖啡或乳製品的人可換成豆漿。

### 艾草枸杞茶

**材料**

新鮮艾葉嫩葉10克、枸杞3克、藏紅花3根

**作法**

1. 新鮮艾草嫩葉洗淨瀝乾，切成細長條備用。
2. 將艾葉、枸杞、藏紅花放入杯中，加入300毫升熱水沖泡，稍燜約3~5分鐘，待杯中的水轉為淡紅色，即可飲用。

**說明**

1. 艾草有很好的止血和鎮痛作用，對於女生的月經骨盆疾患相當有效。
2. 艾草的鞣酸是一種抗氧化物質，對於男生的動脈硬化、心臟病等有效。

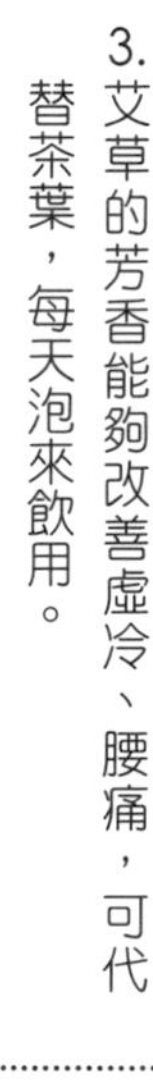

3.艾草的芳香能夠改善虛冷、腰痛，可代替茶葉，每天泡來飲用。

## 穴位按摩改善不孕問題

譚八針（取穴方法可參照「經前症候群」P.87）

左外關合谷。右內關列缺，右足臨泣足三里。左陰陵泉曲泉。

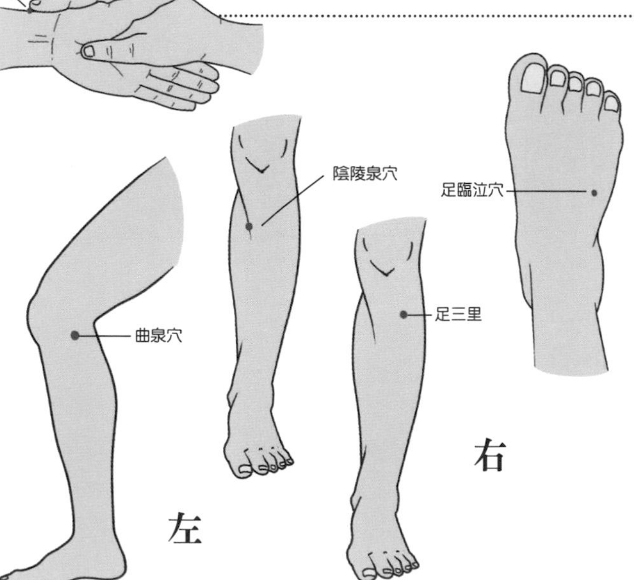


方法

直接按壓疼痛或肌肉緊繃結成硬塊的區域，也可以利用吹風機來溫熱局部區域，都是不錯的選擇。每天做3～5次。

8傷寒八九日，下之，胸滿，煩驚，小便不利，譫語，一身盡重，不可轉側者，柴胡加龍骨牡蠣湯主之。（出自《傷寒論》）

9太陽病不解，熱結膀胱，其人如狂，血自下，下者癒。其外不解者，尚未可攻，當先解其外；外解已，但少腹急結者，乃可攻之，宜桃核承氣湯。（出自《傷寒論》）

10夜熱早涼，熱退無汗，熱自陰來者，青蒿鱉甲湯主之。（出自《溫病條辨》）

11婦人咽中如有炙臠，半夏厚朴湯主之。（出自《金匱要略》）

12夫帶下俱是濕症。而以帶名者，因帶脈不能約束而有此病，故以名之。蓋帶脈通於任、督，任督病而帶脈始病。帶脈者，所以約束胞胎之系也。（出自《傅青主女科》）

13婦人腹中諸疾痛，當歸芍藥散主之。（出自《金匱要略》）

14太陽病，身黃，脈沉結，少腹硬，小便不利者，為無血也，小便自利，其人如狂者，血證諦也，抵當湯主之。（出自《傷寒論》）

## 2.3

# 睡眠與情緒障礙，從肝顧起

中醫的「肝」與西醫的「肝臟（Liver）」並不完全相同。以往經常聽到有人說看中醫時，被老中醫師說「肝不好」，多數人都會直覺是不是肝臟出了問題，進而找西醫做各項肝功能檢查，但往往檢查結果卻是正常的。怎麼會這樣呢？其實，這是因為對中醫與西醫的「肝」的定義不清楚所產生的誤解。

西醫的「肝」指的是消化系統中的肝臟及膽囊器官，是人體中最大的消化腺體，也是體內進行新陳代謝的中心站。其主要的功能是進行糖的分解與貯存；參與蛋白質、脂肪、維生素、荷爾蒙的代謝；解毒（解酒、將氨轉變為尿素排泄）；分泌膽汁；製造凝血因子；調節血容量及維持水與電解質平衡等。

中醫所指的「肝」範疇比較廣泛，西醫所指的「肝」的功能全部包含在中醫「肝主藏血」理論裡。《素問・經脈別論》提到：「食氣入胃，散精於肝，淫氣於筋。」說明了食物進入腸胃經過消化吸收後，再經由肝臟將其傳送至全身，發揮濡養作用。而肝的藏血作用不僅供身體所用，最重要是濡養肝臟本身，確保肝臟的陰血充足，使肝陰（血）與肝陽（氣）處在和諧狀態，這樣的陰陽平和狀態才能使肝臟疏泄功能維持正常。中醫的肝還多了一項「肝主疏泄」的功能，是透過調暢周身氣機升降，使臟腑器官各司其職、協調動作，維持正常功能，以應對各種內在或外來的傷害，例如外來病毒的B型肝炎或內在體脂肪超標的肥胖患者。同時也涵蓋了調控人體精神情緒波動、與神經內分泌系統的流通等多項功能層面。

「肝主疏泄，性喜條達而惡抑鬱。」就是在告訴我們，若精神過度緊張或長期消沉抑鬱，超過肝臟的調節能力，就會導致肝失疏泄、氣機不暢，引發一系列「亞健康」現象，例如眩暈、高血壓、腦中風、睡眠或情緒障礙、B型肝炎、脂肪肝、體重過重等。

臨床上確實發現，經過專業中醫藥調理來改善睡眠品質，並配合醫囑穩定情緒後，一直以來伴隨的肝功能指數過高竟然恢復正常。由此可充分了解到睡眠與情緒障礙問題

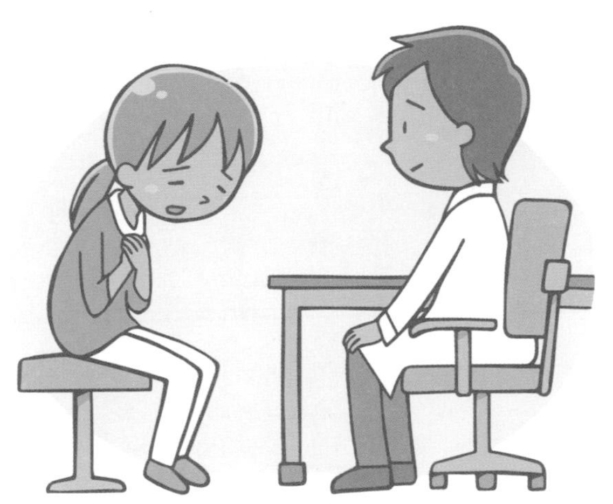

與肝有絕對的關聯性，而其中「肝主疏泄」的作用機制又占了絕大部分。此章節我們談睡眠障礙的「失眠症」與情緒障礙的「憂鬱症」、「臟躁」病症。此外，男性陽痿與情緒關係密切，診治也從肝論，因此也放這個章節討論。

## 睡眠障礙／失眠症

現代人由於工作生活壓力大，作息不規律，很容易引起失眠。根據統計，在台灣平均每4個人就有1個人睡不好，或者有不同程度的睡眠障礙，入睡困難；或者是夜間睡睡醒醒，醒來不容易再入睡；或者早上過早醒來沒法再入睡；也可能起床之後覺得還睡不夠，一直頭腦鈍鈍的覺得昏沉，甚至失眠到整個晚上翻來覆去就是不能睡著，失眠對於個人的精神狀態和身體健康影響甚鉅。

引起失眠的原因很多，一般認為內在臟腑功能失調可能引起失眠，例如更年期荷爾蒙減少；另外，感受外來邪氣也可能引起失眠，例如風寒感冒沒出汗導致的煩躁失眠，吃壞東西腹瀉引起腹脹、腹痛，因而失眠。

## 失眠診斷標準

國際睡眠障礙分類標準ICSD-2

1. 有困難入睡、難以維持睡眠、早醒，或長期睡眠品質不好的問題。
2. 即使在良好的睡眠環境及機會下仍然有睡眠問題。
3. 出現以下至少一項因失眠造成的白天日常功能障礙：

❶疲勞或不適。

❷注意力、集中力，或者記憶力降低。

❸社會或職業上的功能不良，或惡劣的學校表現。

❹心情上受影響或易怒。

❺白天睏倦。

❻做事的動機、動力減少。

❼工作或駕駛時，容易出錯或發生事故。

❽因失眠而產生緊張、頭痛，或者腸胃症狀。

❾對睡眠感到擔心或焦慮。

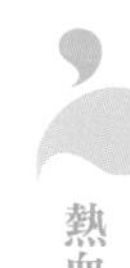

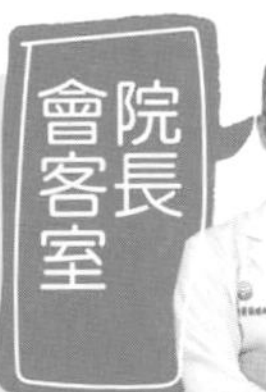


從中醫角度來看失眠，首先要了解失眠的基本機轉，也就是所謂「陽不入陰」，這也是中醫治療失眠時，給予處方用藥的主要原則。

前面提到肝的藏血能濡養肝臟本身，確保肝臟的血液充沛，使肝陰（血）與肝陽（氣）處在和諧狀態，並維持「肝主疏泄」功能正常，就能讓身體處於「陰平陽秘」，如此肝膽才能讓身體維持正常的通道讓陽得以入陰，進而達到深層睡眠狀態。

根據衛福部食藥署統計資料顯示，台灣人每年服用超過3億顆安眠藥，在我的臨床病患治療追蹤發現，長期服用西藥助眠、安眠的患者，甚至吃鎮定劑仍療效不佳的患者，若同時給予中醫藥治療，對於失眠所帶來的多種不適症狀可以獲得非常好的改善，甚至可以逐漸減少西醫鎮靜安眠藥物的用量。因此我們認為對於睡眠障礙的患者，只要找出是「陽不入陰」的哪個環節上出了問題，就可以依照中醫「脈證症」而從肝論治，都能取得極佳的療效。

### 第一類型：陽不入陰

《靈樞．營衛生會》提到：「營在脈中，衛在脈外，營週不休，五十而復大會。陰陽相貫，如環無端。衛氣行於陽二十五度，行於陰二十五度，分為晝夜。故氣至陽而起，至陰而止。」因此，營衛的正常表裡出入循行對睡眠的維持有重要意義。我們可以這樣認為「睡眠就是營衛之氣的循環交替運行產生的一個過程」。我們早上醒來張開眼睛時，衛氣陽氣就從眼睛由裡向外發布到全身，到了晚上我們睏了、倦了，有了睡意，衛氣陽氣就會經由足底少陰腎經的湧泉穴進入人體的營氣去溫養五臟六腑，這是一個營衛之氣輸布的路徑。如果這過程不能順利完成，導致陽能不入到陰裡，致使衛氣陽氣一直向外輸出，不能收回來進入營氣，就會發生失眠、淺眠或睡睡醒醒的睡眠障礙。

---

「陽不入陰」的失眠問題又可分為三種，用藥也有所不同。

1. 心經實火，心火上炎，左手心下脈痞濡，可用**大黃黃連黃芩瀉心湯**治療。
2. 心氣不足，心神不安，容易被嚇到的可以用**桂枝甘草龍骨牡蠣湯合定志丸**。

桂枝甘草龍骨牡蠣湯合定志丸可以治療心氣不足所引起的失眠，比方明天要出遊不敢睡過頭，或因病後虛弱及年高人陽衰易生不寐，或是清晨清醒型，有些人常常是凌晨兩、三點醒過來，或四、五點就起床，卻沒有辦法再繼續入睡。這些都是因為心氣不夠力，導致陽氣入陰溫養五臟六腑後續乏力，還沒走到早晨並發布全身，就過早退出來，從肝退出來就兩、三點醒過來，從肺退出來就是四、五點就醒過來。

3.慢性失眠者，每晚睡前就開始憂鬱、焦慮、擔心睡不好，讓焦慮度及情緒張力增高，反而更睡不著。如此形成惡性循環，睡不著更擔心，擔心更睡不著，以致長期失眠，這屬於七情鬱結導致肝鬱、怒火傷肝，血菀於上的**柴胡疏肝湯**證型。

以上都是陽氣本身出了問題，陽氣就是人體的蒸汽外溢或電能缺乏，導致「肝主疏泄」所主導的「陽入陰」的電車軌道沒有燈光和電能，因而阻礙交通（引起失眠）。除了藥物治療之外，平常可以在睡前利用「α波呼吸法」（參見P.280）為基礎的「倒數導入法」（參見P.276）來促進陽氣進入身體而達到優質睡眠。

## 第二類型：營衛運行通道阻滯

《靈樞・大惑論》記載：「黃帝曰：病不得臥者，何氣使然？岐伯曰：衛氣不得入於陰，常留於陽。留於陽則陽氣滿，陽氣滿則陽蹻盛，不得入於陰則陰氣虛，故目不瞑矣。」從營衛兩氣的運行逆亂認識失眠的發生機理，並以此提出相應的治療方案。《靈樞・邪客》也提到：「補其不足，瀉其有餘，調其虛實，以通其道而去其邪。飲以半夏湯一劑，陰陽一通，其臥立至。」因此，半夏秫米湯不僅是歷代醫家治療失眠的第一方，並成為後世調理脾胃、暢導營衛兩氣治療失眠的總代表。

既然睡眠的發生源自衛氣由表入裡，從陽入陰。因此，如果衛氣出入的通道被阻，衛氣不能由陽入陰，則人不得臥。導致營衛運行通道阻滯的因素，有形之濕阻為最常見，其他如風寒、痰火、血瘀亦可產生。因此，其治療宗旨就要「以通其道而去其邪」。若將陰陽之間想像成是一條路，這條道路是透過肝的疏泄功能來保持暢通的，當道路不通受阻時，比方因為外來感染性疾病，這就像突然掉落的落石橫在路上阻礙交通。

導致「陽入陰」通道受損的常見情況有以下幾種：

1. 風寒感冒直中少陰[15]，使得陽氣不能下潛於陰的**麻黃附子細辛湯**證型。

《素問・舉痛論篇》提到：「經脈流行不止，環週不休，寒氣入經而稽遲，泣而不行，客於脈外則血少，客於脈中則氣不通。」可見脈中營血只有在陽氣的溫養下才能暢達濡養全身，並涵養神魂。若寒邪內侵，或陽虛體質，血寒凝滯，脈絡不通，營衛運行的道路不通，則人不得寐。此類患者，在失眠的同

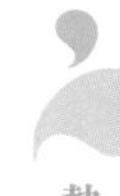



時，常伴有怕冷、四肢不溫、不喜涼食、大便軟多不成形等，舌淡苔薄，脈多弦澀。治療當以溫陽散寒，通行血脈，血脈得溫而流暢，營衛運行自有序，睡眠得安寧。

2. 濕熱阻滯下焦，化熱傷陰則會導致夜尿過多而影響睡眠，可用**豬苓湯**[16]。推而廣之，同為濕熱阻滯，但是堵在中焦的**葛根黃芩黃連湯**[17]也可以治療吃壞肚子導致的腹脹、腹痛、腹瀉，或是感冒的胸中有熱的心煩不眠。

3. 代謝異常的病理產物堆積日久而成瘀，導致頭面孔竅不利的**通竅活血湯**證型。

---

清代醫家吳澄在《不居集》中論述左右不得眠時提出：「左右者，陰陽之道路也。肝生於左，肺藏於右……左不能貼席眠者，肝也，血也；右不能貼席眠者，肺也，氣也，此痰挾瘀血凝滯，阻塞道路。」他同時也是最早提出益氣活血法治療失眠的醫家：「虛損之人，不眠之時，則左右之陰陽氣血道路相通，眠則道路阻塞，是以不得眠也。」而王清任的《醫林改錯》**血府逐瘀湯**更言，「夜不能睡，用養血安神藥治之不效者，此方若神。」

4. 導致高血壓頭痛、頸項僵、便秘患者

的失眠是**三化湯**證型。失眠的問題會誘發高血壓而造成惡性循環。三化湯出自《雜病心法・中風門》：「三化氣實風中腑，昏冒閉滿小承羌。」這是我治療體質壯碩的高血壓常用方，除了頭痛、頸項僵硬等高血壓症狀之外，病患常伴有腹脹滿，失眠，精神疲倦，尤其大便不通會加重以上症狀。

5. 晚上十一點到凌晨一點都不能入睡或夢寐不祥，這是因為代謝產物變成的痰火擾動心神，可以用**黃連溫膽湯**加重半夏用量並加一味海螵蛸，就能很好睡，就如古文所說的「覆杯則寐」[18]。半夜一點到三點容易醒來的，這個是肝經循行的時間，所以用夏枯草來清肝經內熱。

## 第三類型：陰不引陽入

陰陽可以視為女性（陰）、男性（陽），若是家裡的老婆很兇悍，做先生的可能不愛回家或是在家待不住，甚至外面搞七捻三的胡亂作怪，這是「陰不引陽入」的情況之一。另一種情況可用汽車的汽油（柴油）不夠來形容，汽車需要油或電才能發動，倘若油（電）不足，也就是肝藏血不足，導致陰虛，也會使陽不能進入陰。

1. 睡不著因而心煩氣躁，脈呈現細數脈，可用**黃連阿膠湯**治療。

2. 白天碎碎念，晚上睡不著或是淺眠（睡睡醒醒），多夢，脈細數弱，更年期障礙、憂鬱症、恐慌症大多屬此類，可用治療臟躁的**甘麥大棗湯**。
3. 看起來面容憔悴，健忘注意力差，飲食無味，但是肚子餓的時候胸口空空虛虛感，脈細而虛，這種失眠是屬於心脾兩虛，可用**歸脾湯**治療。
4. 失眠多夢，喉嚨乾，又常有腰痠痛，脈寸浮尺細數，是陰虛於下、陽擾於上的心腎不交類型，可用**六味地黃丸**加**交泰丸**治療。
5. 容易在半夜三點左右容易驚醒，多夢紛紛，脈弦細，屬於肝血不足，血不養心，可用**酸棗仁湯**加柏子仁、半夏、夏枯草治療。

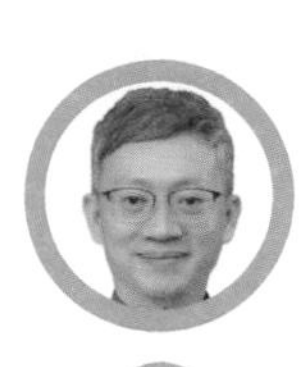

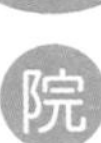

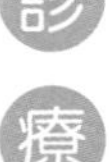
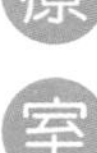
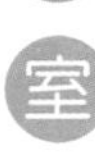

## 院長診療室

造成失眠的原因很多，對於失眠的評估及治療，可以尋求專業醫師協助，藉由醫師的詳細評估才能對症下藥。從中醫的「以肝論治」理論著手，只要維持肝膽的疏泄（包含營衛的睡眠通道）機能正常運作，就能從根本解決失眠問題。

1. 養成良好睡眠習慣：睡覺前2小時不宜做激烈運動或泡熱水澡，會使交感神經過度興奮，人體中樞體溫升高，進而影響入眠。睡前1小時不宜使用3C產品（手機、電腦、電視等），因為這些產品的螢幕含有藍光光線，藍光進入眼睛刺激大腦後，會降低褪黑激素濃度，反而讓人保持清醒。睡覺時不宜在床上做思考性、計畫性的事情，不但容易引起焦慮情緒，還會使得交感神經活躍而影響入睡。

2. 維持規律作息：夜間11點~凌晨3點，人體經絡循行會輪到肝、膽經，如果能在這段時間減少熬夜，作息定時，維持良好的睡眠，即可讓身體獲得充分休息，對維護肝臟來說，就能讓身體獲得更健康的報酬。白天不宜小睡太久，午睡最好不超過30分鐘，下午3點以後不要午睡。每天都應該安排10~15分鐘運動，或是每週至少進行三天各30分鐘的有氧運動。

3. 避開影響睡眠的飲食：白天儘可能少喝含有咖啡因的飲料（如咖啡、茶、可樂等），因為咖啡因對人體來說是中樞神經興奮劑；晚餐不宜過晚吃也不要吃太飽，睡前1~2小時避免吃宵夜，睡前進食會增加胃酸分泌，導致胃排空及消化時間增加，進而影響睡眠。

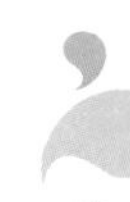



4. 戒除菸酒：尼古丁和咖啡因一樣，在體內停留時間長，會使入睡時間延後。酒對中樞神經來說具有抑制效果，少量的確可以幫助入睡，但會造成反彈性失眠，容易淺眠及睡眠中斷，且飲酒入睡的睡眠品質較差。

## 茶飲改善失眠問題

### 舒眠茶

**材料**

蒲公英7克、獨活8克、九節菖蒲6克，桂枝1克、連翹6克

**作法**

1. 以上藥材打成粗末，分成10份，以過濾袋裝袋。
2. 取一份以300～500毫升90℃的熱開水沖泡，燜1分鐘即可取出藥包，重複回沖2次，將三杯混合成一杯，當茶飲用（不拘溫冷）。

**說明**

1. 此小小方藥材藥氣迅行，不宜燜泡超過1分鐘。
2. 一天一包，連續吃5天為一療程，睡眠狀況改善即可停用。
3. 「空間醫學」認為：九節菖蒲可提高智力，適用於腦部諸多疾患，有助於小孩學習，改善老年健忘、記憶力減退、失眠等問題。
4. 「空間醫學」提到：桂枝可以打開細胞內外的通道，連翹可以讓細胞內的毒素轉化成能量，桂枝與連翹搭配，可以將細胞內的毒素轉化成能量並將其帶出細胞外，藉以增加人體白天活動的動能，夜晚自然就容易讓心神進入深沉睡眠。

## 舒眠茶

「舒眠茶」出自於郭志辰老師所始創的一套嶄新醫學理論體系——「人體空間醫學」。方中提到蒲公英0.7錢，獨活0.8錢，是指「七上八下大公轉」，此兩味中藥互相搭配，可以促進人體的大公轉恢復正常循環。

宇宙有所謂的「公轉」（即地球上自然萬物，以太陽為中心運行）與「自轉」（以地球為中心的變化運動），地球在自轉的同時，又圍繞太陽公轉。從「天人相應」的概念來看，人體也有與大自然相似的公轉、自轉運動，人體能量以太陽為中心的運動是公轉，自轉則是以五臟六腑為中心的各自運動。若將範圍縮小至細胞，那麼，細胞本身的運動是自轉，細胞群體的共同運動則是公轉。

郭志辰老師所創的「空間醫學」，在傳統醫學基礎上創新了「三焦」理論學說，把後背立為人體的第四焦——「外焦」，並以此為「公轉」。其路徑以任督二脈為中心，向兩側各拓寬兩寸。運行路線是從會陰起向上升騰，經由丹田肚臍、過中脘、上脘，到達膻中、天突，然後通過人體百會，越肩而過到大椎再向下行，經過夾脊命門到尾閭，然後向前轉經會陰環繞一周。所謂「自轉」，意即各細胞群所輻射的能量，通過腹背的前後進行運動，是一種橫向水平的運動。

### 公轉與自轉

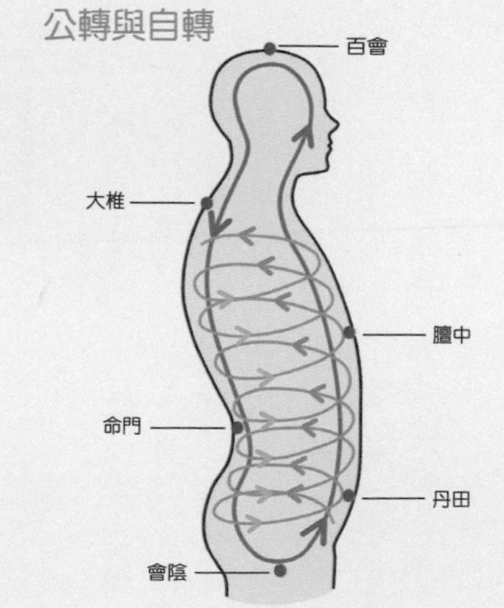

## 穴位按摩改善失眠問題

### 神門穴搭配支正穴

**功效**

神門穴是手少陰心經原穴，支正穴是手太陽小腸經絡穴，依中醫的主客原絡法則[19]，這兩個穴位搭配可以治療健忘、失眠、心悸等症。

**方法**

直接按摩穴位局部的按壓疼痛處，或局部肌肉緊繃結成硬塊的區域，直到感覺明顯痠脹之後，緊接著按壓耳神門穴，就能夠放鬆身心，而進入舒眠狀態。

神門穴

支正穴

### 耳神門穴

**功效**

如同心經神門穴，耳神門穴也能開心氣之鬱結，使神志得舒也。具有增加睡眠品質、減輕疲勞、緩解焦慮、調整自律神經功能之益處[20]。

**方法**

採點壓法，指尖一壓一鬆，每次間隔0.5秒，按壓2分鐘或壓到痠脹為止。

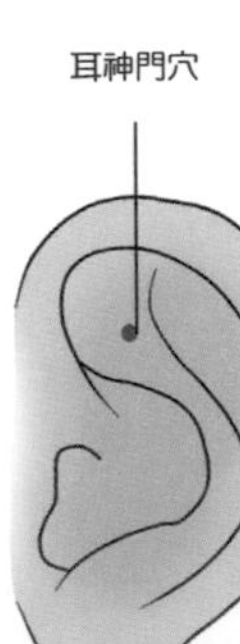


掃描QR Code看「中醫改善失眠！穴位改善睡眠品質，一覺到天亮」示範影片

# 情緒障礙／抑鬱症（憂鬱症）

現在人經常會有身體自覺不適的亞健康症狀，例如全身疲勞倦怠、頭痛、頭重、頭暈，腰痠背痛，情緒起伏的鬱卒、焦躁恐慌，但檢查又查不出原因，那這時可能就是身處於「自律神經失調」的狀態。「自律神經失調」的狀態又有兩種轉歸，一種是精神躁動的「臟躁（即西醫的「歇斯底里症」，請參照P.146「臟躁篇」）；一種是以精神萎靡為主的困擾，也就是說對於什麼事情都提不起勁的疲倦感，還有情緒越來越低落，食慾不振，不想出門或見人，那就是屬於抑鬱（或憂鬱症）狀態了。

抑鬱、憂鬱是每個人正常的情緒表現，就跟開懷大笑一樣正常，所以不管是「樂觀的人」和「悲觀的人」都會有這種情緒低潮期，就跟感冒一樣，情緒也會感冒。通常這種情緒低落，可以自我調適而獲得紓解，但若是長期沉浸在低落情緒裡，就會演變成身心疾病——「憂鬱症」。

但是因為是心靈感冒，所以「憂鬱症」可以靠自己好，也可能沒有辦法靠自己好，這時候就要盡快尋求醫療的協助，憂鬱症患者身邊的親友，也應該充分了解相關的精神疾病

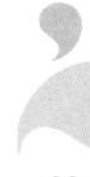



## 憂鬱症診斷標準

美國精神醫學會DSM-V

### 輕度憂鬱症

指至少持續兩年的負面情緒，這類型的患者能夠日復一日的工作或求學，但情緒時常感到低落，無法專注在工作或課業上，總是無精打采感到疲累，胃口變得不好或暴飲暴食，也可能出現失眠或嗜睡，對自身沒有自信而對人生失去希望。

### 重度憂鬱症

以下症狀第一項或第二項必須至少有一項成立，再加上其餘項目成立的總數超過5項，且持續時間超過二週，可以被確診為重度憂鬱症發作。

❶情緒低落，長時間處於低落的情緒，無法快樂起來。
❷對事物失去興趣跟喜好，提不起興趣去做自己喜歡的事情。
❸體重下降或上升。
❹嗜睡或失眠：出現精神性的睡眠障礙。
❺動作、思考變得遲緩。
❻容易疲倦或失去活力。
❼無價值感或強烈罪惡感。
❽注意力不集中或猶豫不決。
❾經常出現負面想法，甚至想要輕生。

內容，才能提供病患得以擁有充分地休養，讓病患專心地接受完整治療的環境。對於憂鬱症，中醫真的能提供不少幫助，不僅能用來減少病人對藥物的依賴性，也能盡快回到正常的作息而融入社會，幸福地生活。

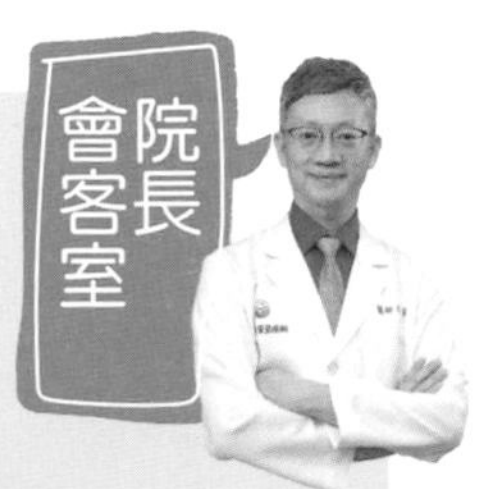


對於憂鬱症的治療，並沒有專病、專方或專穴，主要視病患病情的實際的變化而定，落實中醫「望聞問切」後以脈、症、病證來論治的基本規則，遵守中醫治法的基本原則「實則瀉之，虛則補之」，使身體陰陽恢復平衡，疾病自然轉癒。

對於憂鬱症，中醫治療方法與觀點，與西醫有很大的不同，依我自己多年門診經驗，大略可分成二大類來處理。

### 第一類型：肝鬱類型

這類病人，每天的不舒服症狀都不一樣，是氣血運行鬱滯所引發的。當人思緒不暢、鑽牛角尖，或是工作同一姿勢太久的久站或久坐，使得人體氣血運行阻塞，隨處停滯，停在哪，症狀就發作到哪。所以病人容易引發情緒低落等虛冷症狀，比方在冷氣房一下子就四肢冰冷，常有便軟、月經異常、眼睛乾燥、不安感、焦躁、肩膀僵硬等問題，這些都是肝的疏泄作用不佳致使「肝氣鬱結」所引起。

【治療原則】我最常用的處方是**加味逍遙散**合**甘麥大棗湯**再加石菖蒲、龍骨、牡蠣、遠志等藥物。中醫《太平惠民和劑局方》的「加味逍遙散」，取名「逍遙」，就是希望服藥之後肝氣恢復活潑暢通，心情也跟著開朗起來，一切煩惱拋諸腦後，好似神仙一般似地逍遙快活，猶如莊子的《逍遙遊》。台灣健保大數據統計顯示，「加味逍遙散」使用量永遠是第一名，可見國人平日工作、家庭等方面壓力山大啊！

## 第二類型：百合病類型

「百合病」是中醫獨有的病名，這類病人會有自覺或不自覺的神經衰弱狀態，神志恍惚，精神不定。因治療這種疾病以百合為主藥，所以稱為「百合病」[21]。

【治療原則】治療這類型患者，我大多使用以百合為基礎的處方，例如**百合地黃湯**[22]。「百合」臨床應用在潤肺止嗽，治療支氣管炎及咽喉腫痛等呼吸系統的患者。除此之外，百合還可以清熱寧心安神，專治啼泣，狂叫，驚悸[23]等症。搭配生地黃、知母、酸棗仁、柏子仁、遠志等藥物，可以改善神經衰弱等症狀。

## ★低血鈉與憂鬱症

憂鬱症患者經常會有疲倦、頭暈、肢體無力的情形，但也要小心可能是低血鈉造成，臨床需要詳細問診辨證，以免延誤治療時機。

當我們補充過多水分，血液中的鈉離子濃度會被稀釋，因而形成低血鈉，此外，使用抗憂鬱藥物也常會發生低血鈉症，尤其被廣泛地被應用於老年族群的「選擇性血清素回收抑制劑（Selective Serotonin Reuptake Inhibitors, SSRIs）」，便需要注意水分與電解質平衡。輕微低血鈉症狀，如頭痛、易怒、注意力不集中、全身無力疲勞、憂鬱、情緒改變等；中度低血鈉症狀，如噁心、困惑、方向感喪失、心智狀態改變，例如會將人事時地物都搞混亂不清楚的精神錯亂；嚴重的低血鈉症會出現嘔吐、遲鈍（Obtundation）、或因為離子不平衡造成頭腦不正常放電而癲癇發作，甚至直接陷入呼吸衰竭、昏迷等急症。

治療的原則是不能飲用過多水分，一般而言，可用每天限水1公升校正血鈉值，或飲食增加鹽份與蛋白質攝取，以增加水分由腎臟的排除。

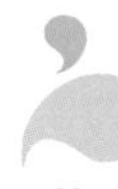

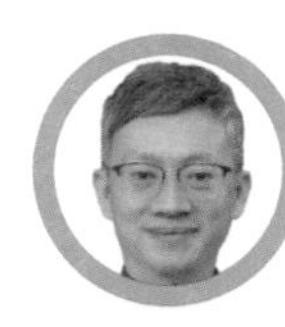

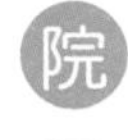
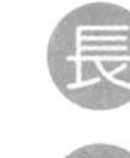
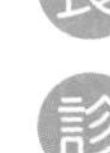

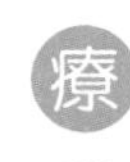
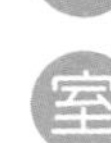

## 院長診療室

憂鬱症的病因複雜，生理因素、社會因素均可能造成影響，因此在日常生活中可以多留意，避開誘發因素。

1. 維持生活作息規律性，不熬夜不晚睡，確保每天有6～8小時的睡眠時間。
2. 養成運動習慣，每天至少應有15分鐘以上運動，散步、瑜珈、八段錦、太極拳等都是穩定自律神經系統非常好的運動項目。每週至少安排三天以上戶外活動，多曬曬太陽，可以促使身體產生快樂的血清素。

掃描QR Code看「勤做八段錦」示範影片

掃描QR Code看「太極拳打起來」示範影片

3. 培養興趣專長，每天安排活動或參加社團，並做自己喜歡的事。
4. 注意飲食均衡，可多攝取含維生素B、C、E的食物，並避免含糖或含咖啡因的飲食。
5. 注意情緒的調節，找尋適合自己的紓壓方式（如腹式呼吸、冥想、繪畫、音樂等）。可建立屬於自己的信任團體（親友或專業人員），有任何問題須適時向外尋求支援。

## 茶飲改善憂鬱症

### 香蕉奶昔

●材料

香蕉1根（去皮）、無糖優格100毫升、冷凍莓果適量、蜂蜜1匙

●作法

香蕉去皮與其他材料全部放入果汁機打勻即可食用。

●說明

香蕉是富含血清素和鎂的水果，血清素能輔助抗憂鬱，鎂則具有消除疲勞、止焦慮的效果。香蕉因為非常好吸收和內含豐富的膳食纖維，可幫助消化，改善腸胃機能。莓果提供維生素C及抗氧化能力，香蕉莓果兩者相合，可以補充營養、提升免疫力，其餘食材可以補充能量。

香蕉奶昔不僅嚐起來酸酸甜甜在心頭，夢幻地粉色系顏色也令人心情為之一亮，是既能補充營養和預防消瘦，又賞心悅目的好飲料。

現代醫學觀點，也認為有一些情緒精神的問題，與身體裡面的鈣、鎂濃度有關連。所以有些人心情不好，會吃巧克力，因為巧克力裡面富含鎂，所以當發現極為喜愛吃巧克力時，可能是身體有對礦物質「鎂」產生需求，但由於巧克力含有高熱量，不宜多吃，可用二匙堅果來代替巧克力，因為堅果中也含有很高的鎂含量，可以抑制對巧克力的慾望。

當人體要運動時，需要讓鈣引起肌動蛋白出力，再用鎂來將肌動蛋白放鬆，一來一往，肌肉就可以收縮出力，但是缺鎂的時候則會讓肌肉痙攣而沒辦法放鬆；體內含鎂不足，將導致大腦無法放鬆而引起失眠；與失眠的道理一樣，體內含鎂不足

的時候將無法調節血清素等神經物質，導致大腦焦慮煩躁的負面情緒增加。很多疾病也會導致疲勞，但服用鎂補充劑可確保疲勞不是由於缺乏鎂而引起的，因為體內如果缺乏鎂將無法讓ATP產生能量，而引起疲勞。容易怕癢也是體內缺乏鎂的症狀之一，因為沒有足夠的鎂含量，皮膚的觸覺感受神經末梢將會超級興奮，導致對輕微的皮膚接觸極為敏感而怕癢。

## 穴位按摩改善憂鬱症

### 支正穴

#### 功效

「正」表示手太陽小腸經為正經，從這個穴位出來一條「支」路，脈氣從手太陽小腸經走到手少陰心經上，故名「支正」。支正穴是手太陽小腸經的絡穴。小腸經與心經相表裡，本絡別走少陰，故支正穴除治本經循行經過的前臂（陽面）或頸項痠痛的病症之外，還可以治療心經的神志疾病，例如癲狂、神經衰弱等。

#### 方法

直接按摩穴位局部的按壓疼痛處或局部肌肉緊繃結成硬塊的區域，直到感覺明顯痠脹或局部產生溫熱感，也可以利用吹風機來溫熱局部區域都是不錯的選擇。每天做3～5次。

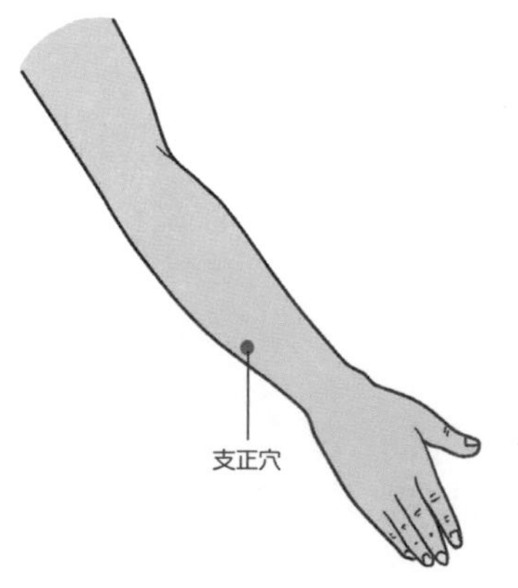

## 勞宮穴

### 功效

勞宮穴是手厥陰心包經的滎穴，也是十三鬼穴的「鬼窟穴」。中醫認為心包經是包覆在心臟表面的保護層，因此可以輔助心臟的正常運作。勞，勞作也。宮，宮殿也。滎穴屬火，勞宮穴意指心包經的高熱蒸氣在此帶動人體提供勞動的大廠房而命名，具有清心火、安心神，釋放壓力的功效。

「十三鬼穴」是古代治療癲狂、鄭聲等精神疾患的十三個經驗效穴，因為古人認為精神疾患是由鬼魅病邪作祟所致，也就是台語所稱的「卡到陰」，因此把治療這類疾病的穴位稱作「鬼穴」，十三鬼穴根本作用是開竅醒神，還能平衡陰陽、調節氣血、寧心安神，因此勞宮穴對於精神疾患有特效。

勞宮穴和支正穴兩者共同按壓按摩，能治療過勞、悶悶不安，當感到精神疲憊或是手掌癢到不行，甚至手汗的時候，只要一按，就能立刻感受到它倆的強大威力。

### 方法

直接按摩穴位局部的按壓疼痛處或局部肌肉緊繃結成硬塊的區域，直到感覺明顯痠脹或局部產生溫熱感，也可以利用吹風機來溫熱局部區域。每天做3～5次。

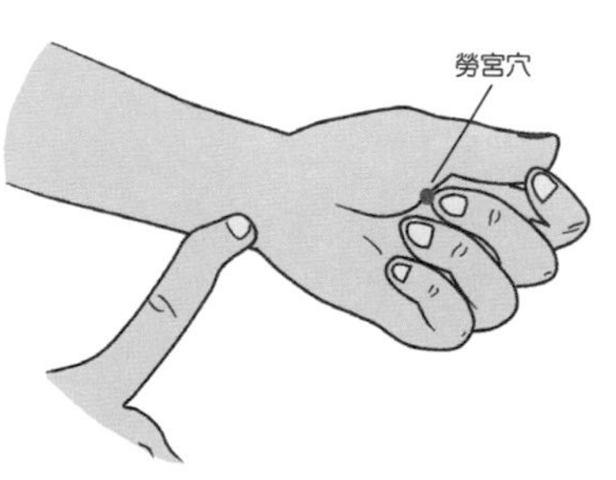


掃描QR Code看「擺脫憂鬱一起做！穴位讓心情變美麗，憂鬱情緒get out」示範影片

## 情緒障礙／臟躁症（歇斯底里症）

現在人經常發生的「自律神經失調」問題大致可分為兩種情況，一是前面所談的「憂鬱症」，另一種就是屬於精神躁動的「臟躁」24（類似於西醫精神醫學中的「歇斯底里症」）。

「臟躁」是中醫獨有的病名，首見於《金匱要略》，是指婦女情志煩亂欲悲，或哭笑無常的症狀表現。在古時候的中國，女生從小就大門不出，二門不邁，只能生活在深閨，出嫁之後可能有婆媳、家庭、情緒等問題，但傳統社會教育之下，這些問題無處尋找發洩出口管道，積久了就容易生病，常常心神不安、煩躁、焦慮、健忘，睡不著、精神差，每每情緒一來就「歇斯底里」的樣子，超容易抓狂。

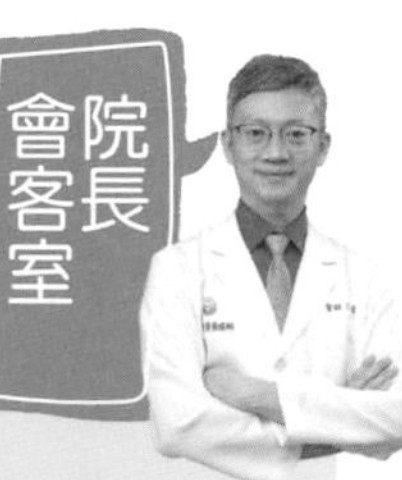


「臟躁」在中醫被歸屬在「鬱證」範疇，主要是臨床常見的心情抑鬱、情緒不寧、胸脇脹痛和易怒善哭，以及咽喉如有梅核卡住等一系列證候及症狀表現。臟躁問題常見於女性更年期或是精神情緒障礙患者（如憂鬱症、歇斯底里症）。

## 第一類型：甘麥大棗湯證

「臟躁」就是五臟六腑變焦躁了，典型症狀表現即為「甘麥大棗湯」的適應症，例如精神憂鬱、情志煩亂、無故悲傷、哭笑無常、呵欠頻作等。

---

【治療原則】**甘麥大棗湯**是中醫很常用的方劑，可安定心神，緩解情緒的焦慮煩躁，還能改善咽乾、口渴症狀。其組成只有浮小麥、甘草、紅棗三味，都是甘味的藥，《黃帝內經》提到：「肝苦急，急食甘以緩之。」只要是「急」性子，煩躁易怒，都可以使用，在學的考生或壓力較大的上班族，飲用甘麥大棗湯有助提升記憶力與工作表現。

我常常午診快下班肚子餓，開始有點煩躁時，吃個兩匙甘麥大棗湯就可提供滿滿的活力，可以繼續卯足精神看診撐到吃晚餐時間，比雞精等任何能量飲品還要有效。

此外，遇到大人腦病的癲癇或小孩子夜裡啼哭不休，只要腹診發現腹肌一條一條直的上來，單單使用甘麥大棗湯水煎劑效果就很好，等到病患腹部筋（條索狀）沒有了，病就好一半了，之後再隨證加減即可。

## 第二類型：氣虛類

氣虛的典型表現為講話一下子就沒力，身體越晚越水腫，女性月經淋漓不止（可能一直到排卵才停）。氣虛的病人，經常自我感覺這兒不舒服，那裡有病痛，四處看醫生，所有不同科別都逛過，也做了各種檢查，但往往得到的結論都是「沒病」。可病人確實感到自己渾身上下不對勁，從頭開始的會睡不著、健忘、注意力不集中、頭痛、頭暈，一路往下的胸悶、心悸、腹脹，消化不良，到手腳四肢無力、二便不暢。但是病人不覺得自己有什麼壓力，反而病痛不舒服才覺得壓力，更惱人的是家人還責怪自己「疑心病」，但身體是自己的，真的就是不舒服，為什麼總是被說沒問題？幾番周折，醫生最後下了一個結論，得的是「自律神經失調」。

久病者，因弱而病或因病而弱，惡性循環之下把身體的氣都耗掉，陽氣、陰血等都耗光，病人看來就會看起來虛虛弱弱，面色虛白。這類病人通常長期服用藥物（多數為西藥，如一些消炎止痛、鎮靜劑等），從中藥的觀點來看消炎止痛等西藥，由於味苦多製成糖衣錠劑或膠囊包覆，長期吃這類苦寒藥物，最後身體體質會變冷，經常四肢末端冷冰。

【治療原則】這類型患者我大多使用**升陽益胃湯**，這是調補脾胃的六君子湯與疏肝利膽的小柴胡湯的加減方。六君子湯可助陽氣，補脾除痰濕；重用黃耆，可以補氣固胃；小柴胡湯配合羌活、獨活，可以除濕氣，提升人體陽氣進入頭腦；澤瀉、茯苓，加陳皮、芍藥可以和血斂陰疏肝利膽，少佐以少少劑量的黃連以退虛火。

---

升陽益胃湯只要是病人腸胃弱，腹脹消化不良、平素體力差、睡眠品質不佳、時時容易感冒或有習慣性偏頭痛的患者，就都可以考慮使用，但是劑量要很輕，經過一段時間服用後，所有症狀就會得到改善。因為，只要胃口好吃得下、睡眠品質變好，大小二便排出順暢，身體就會自然往變健康方向轉變。那些「自律神經失調」、「憂鬱症」、「臟躁」等奇奇怪怪的現代病就會被身體所驅離，從亞健康恢復真正的健康狀態。

### 第三類型：便秘類

這類病人，常常發生在壯實之人的

急性發作，突然容易煩躁、無法入眠，情緒失控，上班不自主用精神意志力來拚業績，一下班就全身虛弱無力，典型的上班一條龍，下班一條蟲。這類病人稱之為「肝胃火」，這類病人有很明顯的特徵，就是經常便秘，需要瀉藥，甚至浣腸，才能排大便，不然一個禮拜都沒有任何便意。

因為「肝胃火」的火大到病人的腦袋亂七八糟，有的人會不自主亂講話、或蹲在角落，縮成備戰狀態似地在自言自語，有的人則會上班時間容易暴躁大聲罵人，或自認看到、聽到，而促使他做一些怪異令人不解的舉動。

---

【治療原則】可用**柴胡加龍骨牡蠣湯**、**桃核承氣湯**等方劑，這類處方大多有大黃，大黃用以推陳致新，病人服用後，大便順暢，人就清爽，就像氣球被洩氣一般，等待情緒消散，情境一過，病人就會穩定，連帶的便秘引發的異常疲倦、失眠、頭重、眩暈、肩膀僵硬、心悸等症狀也會隨著風消雲淡，不留痕跡。

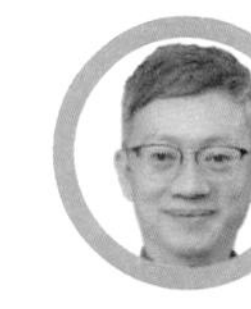
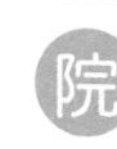

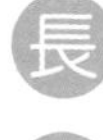

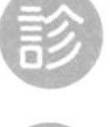

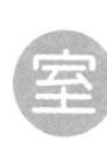


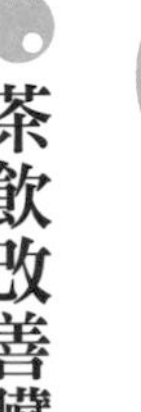

## 茶飲改善臟躁症

### 甘麥大棗湯

**材料**

浮小麥30克、甘草6克、紅棗（去核）10顆

**作法**

藥材洗淨後，一起放入電鍋的內鍋，加1000毫升清水，外鍋放600毫升水，煮至開關跳起來即可服用。

**說明**

可以直接喝湯，也可以將浮小麥吃掉，效果更好。

## 穴位按摩改善臟躁症

### 百會穴、湧泉穴搭配勞宮穴

**功效**

「臟躁」最明顯症狀是頭腦感覺到身體不對勁了因而感到頭痛，中醫認為肝經的頭痛常在頭頂痛（即「巔頂痛」），頭頂最高穴位是督脈的百會穴，搭配最底部穴位——腎經井穴湧泉穴，以及位於身體中央位置的手厥陰心包經勞宮穴，等同宇宙中的「天地人」，按壓這些穴位就可以自助天助，協助人體氣機暢流，消除潮紅、心悸，平撫焦慮、煩躁、不安的情緒。

**方法**

1. 在百會穴位局部尋找浮腫如同按壓紅豆

麵包感覺的頭皮，按壓直到感覺明顯痠脹，也可以利用吹風機來溫熱局部區域都是不錯的選擇。

2. 湧泉穴、勞宮穴則是按摩局部肌肉緊繃結成硬塊的區域，直到感覺明顯痠脹。

3. 以上穴位的按摩，每天做3～5次，每次20下。

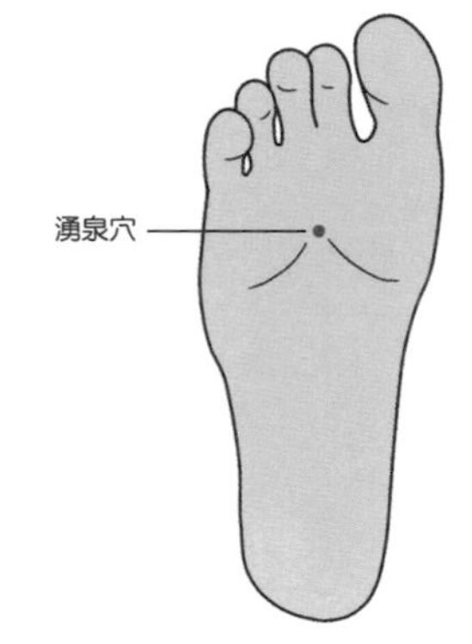


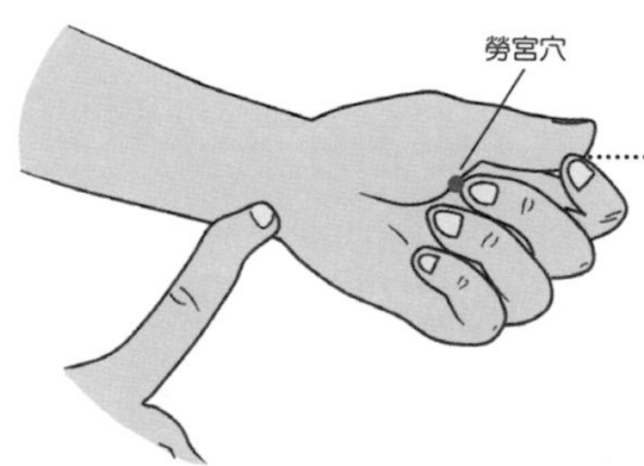


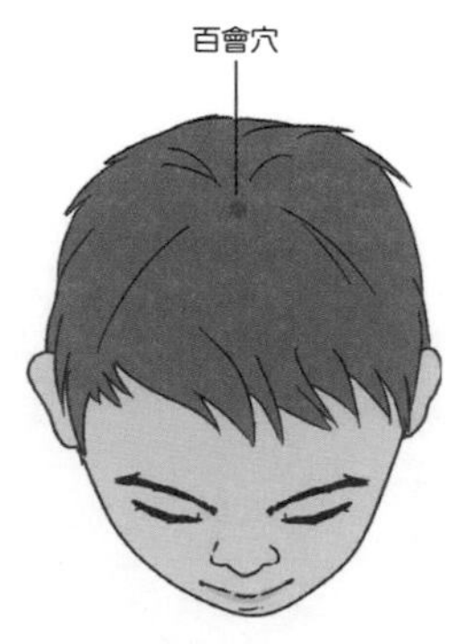

## 男性陽痿

男性陽痿與年齡增加成正相關。調查顯示，台灣40～49歲的男性陽痿發生率約16％，到了70歲則高達55％。西醫對陽痿的定義是：陰莖不能達到和維持足以進行滿意性交的勃起（包含性慾下降、勃起困難）。因為陽痿的英語Impotence若直接翻譯是「性無能」，含有貶義而且聽起來刺耳，所以後來被醫學界以「勃起功能障礙（Erectile Dysfunction, ED）」來取代。

勃起功能障礙在臨床上一般分為「心因性」及「器質性」兩大類。心因性勃起功能障礙，顧名思義，是受到生活環境、工作壓力或夫妻關係和諧與否所影響；器質性則是陰莖海綿體充血發生障礙，可能是性刺激的神經傳導出現錯誤，或男性荷爾蒙不足導致內分泌神經傳導系統，無法讓頭腦傳令陰莖的勃起。一般來說，心因性是心理因素所致，當壓力來源解除，勃起功能就會改善。器質性勃起功能障礙與男性更年期（男性荷爾蒙不足）、抽菸、肥胖、高血糖、高血脂等因素有關，而這些正好也是心血管疾病的危險因子，因此45歲以上的陽痿病患，必須同時針對以上症狀做治療，除了可改善勃起功能障礙，也可以

預防心血管疾病發生。

中醫則認為陽痿是由於虛損、驚恐或濕熱等原因，致使宗筋失養弛縱，因而陰莖痿弱不起，臨房舉而不堅。多數人認為房勞腎虛是陽痿發病主因，補腎是治療陽痿的基本。因此，大部分陽痿的病人都不管自己的年紀與身體狀況，一律依照坊間流傳的方式補腎，這種盲補、濫補的結果，不但無法改善陽痿，甚至引起火氣大而口乾、口破。

我在多年的臨床實踐中，發現45歲以下的陽痿初期階段常以早洩嚴重於陽痿的表現，45歲以後才呈現嚴重的陽痿伴隨早洩。當我依照年齡並利用肝鬱不舒為其主要發病基礎來論治的陽痿問題，療效明顯。因此，我認為治療陽痿不可拘泥於補腎壯陽為主的傳統療法，而應該依照現在人生活型態改成「從肝論治、兼顧脾腎」，多臟同論，才能取得較好療效，而且治療青壯年的早洩也是預防後期陽痿的有效措施。

再從中醫的基礎理論和病理學來探討，男性、女性的生殖泌尿系統功能屬於中醫的「腎」所主管，但是一旦發生疾病時，則多是因為「肝經」出問題才產生疾病。這是因為足厥陰肝經循行路線「起於足大趾爪甲後叢毛處……上行過膝內側，沿大腿中線偏內側進入陰毛中，繞陰器，至小腹，挾胃兩旁。」而情志內傷又是男科疾病發生、發展、加重和難以治癒的主要因素，正如《素問・痿論篇》記載：「思想無窮，所願不得，意淫於外，入房太甚，宗筋馳縱，發為筋痿。筋痿者，生於肝使內也。」因此，我在臨床治療男科問題，大多以「疏肝解鬱、行氣活血」做為主要治療準則。

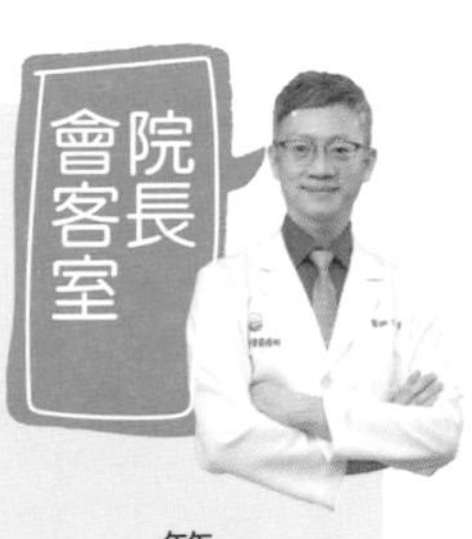


陽痿，最早在中醫典籍《黃帝內經》中被稱為「陰痿」、「陰器不用」或「宗筋弛縱」。《內經》把陽痿的成因，歸之於「氣大衰而不起不用」，「熱則筋弛縱不收，陰痿不用」，認識到虛衰和邪熱均可致病。《景岳全書》也提到：「陽痿多由命門火衰，精氣虛冷，或以七情勞倦，損傷生陽之氣…亦有濕熱熾盛，以致宗筋弛縱。」「凡思慮焦勞，憂鬱太過者，多致陽痿。」「凡驚恐不釋者，亦致陽痿。」

因此，臨床治療陽痿問題的辨證要點在於分清臟腑的虛實。由於恣情縱慾、思慮、憂鬱、驚恐所傷者，多為脾腎虧虛，命門火衰，屬於虛證；而由於肝鬱化火，濕熱下注，宗筋弛縱者，則屬於實證。

## 第一類型：命門火衰型

多由房勞過度失去節制；或少年誤犯手淫，以致命門火衰，精氣虛冷；或是七情勞倦，損傷生陽之氣，引起陽事不舉，精液稀清。症狀常見面色虛白，頭暈目眩，精神萎靡，腰膝痠軟，小便清長或頻尿。苔薄白，脈沉細。

【治療原則】這類陽痿屬於精氣虛冷、腎府不利，治療宜採補腎溫陽，常用**五子衍宗丸**、**贊育丹**之類方劑。隋唐諸家多從勞傷，腎虛立論，因此《外台秘要》在治療上多選用菟絲子、蛇床子、肉蓯蓉、續斷、巴戟天等溫腎壯陽，填精補髓之品。

## 第二類型：心脾虧虛型

生活壓力大，思慮過度，損傷心脾，則病及陽明衝脈。且脾胃為水穀之海，生化之源，脾胃虛必致氣血不足，宗筋失養，因而導致陽痿，正如《景岳全書・陽痿》所提：「凡思慮焦勞，憂鬱太過者，多致陽痿，蓋陽明總宗筋之會……若以憂思太過，抑損心脾，則病及陽明衝脈……氣血虧而陽道斯不振矣。」這類型患者大多有精神不振，夜寐不安，面色不華等症狀，其舌質淡，脈為細脈。

【治療原則】這類屬於氣血虛弱、心脾受抑，治療時宜補益心脾，大多使用**歸脾湯**治療。

## 第三類型：恐懼傷腎型

《景岳全書・陽痿》提到：「忽有驚恐，則陽道立痿。亦甚驗也。」中醫認為，恐則傷腎，恐則氣下，漸至陽痿不振，舉而不剛，患者因為陽痿不舉或舉而行房即軟，無法維持勃起進入，因而感到精神苦悶，膽怯多疑，心悸失眠。這類患者的舌苔薄膩，舌質淡，脈細。

【治療原則】恐懼內傷，病及心腎者，治療以補養心腎為主，可使用**大補元煎**再加酸棗仁、遠志等藥物治療。

## 第四類型：濕熱下注型

濕熱下注，肝腎真陽受遏，致使宗筋弛縱而陽痿，這正是所謂的「壯火食氣」，常見於平時飲酒或抽菸不節制者。薛己在《明醫雜著・卷三》提到：「陰莖屬肝之經絡。蓋肝者木也，如木得湛露則森立，遇酷暑則萎悴。」這類型患者常伴隨有小便短赤，下肢疲困，陰囊鼠蹊局部潮濕搔癢，甚至有異味（腥臊臭味）。舌苔黃，脈沉滑或濡滑而數。

【治療原則】這類型患者因為濕熱下注、肝腎真陽受遏，因此需要兼顧清熱利濕與堅腎，臨床經常使用**知柏地黃丸**治療。

（提醒：需嚴格禁止飲酒、抽菸。）

## 第五類型：肝氣鬱結型

肝氣鬱結充血障礙型的陽痿在臨床則最為多見，多年來我從肝論治取得極好的療效。最常使用**四逆散**（或**逍遙散**或**柴胡疏肝散**）合**四妙丸**，再配合活血化瘀藥物桃仁、紅花，可以清利濕熱、疏肝理氣，氣機條暢，則宗筋和、用事彰，當然能夠促進陰莖的充血堅挺持久。

此外，許多文獻記載陽痿患者精神上的痛苦較疾病本身更為嚴重，長此以往，很多患者會有抑鬱傾向，有研究資料證實四逆散加味可以有效降低病患憂鬱焦慮量表的評分。四逆散主要用在陽熱內鬱，肝鬱脾滯證，以柴胡為君藥，入肝膽經，升發陽氣，疏肝解鬱，透邪外出；枳實疏理脾氣，調中洩濁為臣藥；白芍養血柔肝止痛作為佐藥；甘草能益氣健脾，緩急和中是使藥。因此，四逆散能疏肝理氣，壯陽起痿。

## 常見壯陽中藥材

除了上述正規治療之外，可在專業醫師建議下合併使用下列藥物，以加強療效，縮短療程。

**蛤蚧**：有類雄性激素的物質，可補肺益腎，加入藥中一起服用，對虛勞、咳嗽、陽痿等症有特別加強的療效。

注意事項：患有外感風寒感冒者不宜服用。

**人參**：能大補元氣，明目，開心益智，通血添精，若入藥物當中可以抗衰老，合併治療性功能降低。飲食之中添加羊肉，可以去弱，人參補氣，羊肉補形。

注意事項：人參食用時禁食蘿蔔、空心菜、茶葉或綠豆皮，共服會失去人參功效。陰虛火旺患者不宜食用。

**天仙茅、仙靈脾**：天仙茅、仙靈脾有類雄激素作用，溫腎起陽，可以刺激性慾；填精益髓，促進精液分泌。尤其仙靈脾中的淫羊藿苷能增加一氧化氮的生成，在有性刺激之下可以調節陰莖海綿體的血管循環，增強陰莖充血脹大，恢復勃起功能。

注意事項：陰虛火盛，相火赤熱者不宜使用。

**山藥**：色白入肺，味甘歸脾，入脾肺二經，補其不足。肺為腎母，故又益腎強陰；脾為心子，故又益心氣，治健忘。山藥性濇，亦治遺精泄瀉。

注意事項：濕熱實邪者不宜食用。

**冬蟲夏草**：第一個記載冬蟲夏草的是《本草從新》，裡面是這麼描述：「補肺腎，甘平保肺，益腎止血，化痰已勞嗽。」《藥性考》則記載：「秘精益氣，專補命門。」因此，冬蟲夏草用於腎虛腰痛，陽痿遺精。有補腎助陽益精之特效。坊間也常與西洋蔘一同使用，對於過敏性鼻炎，甚至氣喘非常有療效。

注意事項：外感發熱及濕熱內盛者不宜食用。

**男性特效藥：五積散**

有些男性因小時候罹患腮腺炎（俗稱豬頭皮），而留下後遺症，致使睪丸靜脈曲張，精蟲稀少，睪丸積水，陰莖灌流充血不足而導致器質性陽痿，這時候就很適合使用五積散來治療。另外，高血壓患者伴隨有陽痿，且把到弦硬脈象者，就需要服用五積散合天麻鉤藤飲各5克，外加1克全蠍、蜈蚣。

## 院長診療室

1. 戒除菸酒：抽菸會導致動脈阻塞或變窄，造成不舉。中樞神經系統負責製造體內一氧化氮，對於勃起功能極為重要，飲酒過度會壓抑中樞神經系統，導致一氧化氮的不足，進而造成陽痿。

2.規律運動：因為器質性陽痿的其中一個原因是與流入陰莖中的血液量過少有關，規律運動可以增加下半身骨盆腔的血液運輸效率，改善陰莖血流量不足的問題。其他研究還發現，有運動習慣的男性，體能與體態較好，根據統計，腰圍42吋的男性，罹患陽痿的機率比32吋腰圍的男性高了50％，利用運動控制體重，不僅能防治心血管疾病，還能疏解生活壓力。

3.健康飲食：多攝取蔬果、全穀類、魚類，少吃紅肉以及精緻澱粉，都會降低罹患勃起障礙的風險。

## 茶飲改善陽痿問題

### 韭菜枸杞茶

**材料**

韭菜子6克、枸杞子30克

**作法**

1.韭菜子以過濾袋或紗布包。

2.以上材料放入500毫升清水中煮，大火滾開之後，小火再煮3分鐘即可，去渣留湯。

**說明**

1.每日1次。三天為1個療程。

2.韭菜是「蔬菜界偉哥」，因為有促進血液循環，溫補肝腎和助陽固精的作用，所以被稱為「起陽草」。但是習慣喝酒的濕熱體質的人不適合吃，在典籍《本草綱目》就曾記載：「韭菜多食則神昏目暗，酒後尤忌。」

3.《本草備要》記載：「枸杞，潤肺清肝，滋腎益氣，生精助陽。補虛勞，強筋

骨，去風明目，利大小腸。」書中還特別提到「出家千里，勿食枸杞」，就是因為枸杞能補精壯陽，怕服用之後管不住下半身而做出對不起在遠方等待的老婆的錯事。因此陽痿用此，絕對是養肝護肝助陽的高手。

但是腹瀉的病人則要減量，因為枸杞「利大小腸」，就是吃多了會大便變軟、利排便，如果已經在拉肚子了，還是少吃為妙。

## 穴位按摩改善陽痿問題

### 大腸經（食指）與心包經（中指）按摩

#### 功效

為什麼舉中指代表罵人呢？因為中指在中醫的全息對應中代表男性的生殖器。食指頂端到虎口距離，代表陰莖或陰道的長度，因此按摩食指大腸經和中指心包經區域，可以壯陽治痿。

#### 方法

直接按摩穴位局部的按壓疼痛處或局部肌肉緊繃結成硬塊的區域，直到感覺明顯痠脹。每天做3～5次。

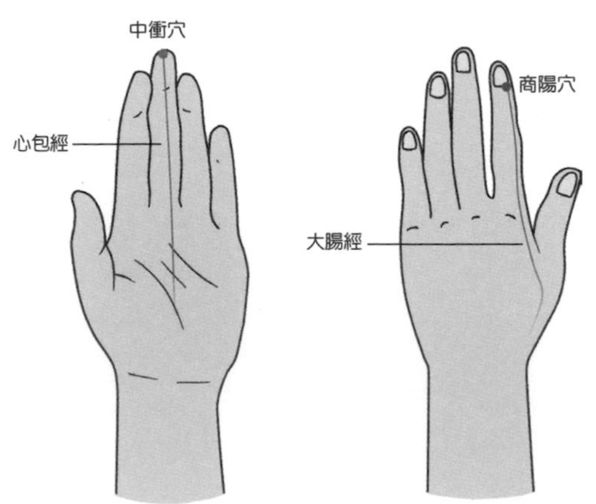

## 十七椎（奇穴）

### 功效

中醫針灸學稱第一胸椎為一椎，第五腰椎為十七椎，穴在其棘突下，故名「十七椎」。因為解剖位置關係，十七椎對於骨盆腔的疾患，例如痛經、腰薦關節痛、遺尿、陽痿、早洩都有特別的效果。

女性痛經發作當下，直接垂直按壓，感覺明顯痠脹。一次至少按壓3分鐘，就有一小時以上的緩解效果。同理，性行為前或當下需要時，按壓「十七椎」也會有讓雙方都滿意的效果。

### 方法

採點壓法，指尖一壓一鬆，每次間隔0.5秒，至少3分鐘。

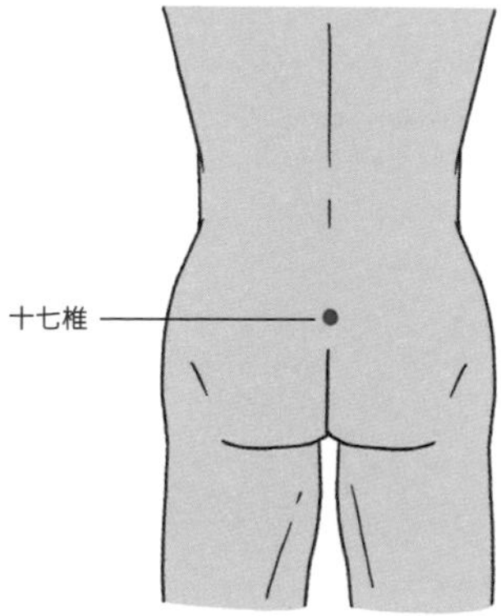

十七椎

---

15 直中少陰：外邪不經過傷寒論的三陽，直接侵入三陰之臟而發病的，就叫做直中。為什麼會發生直中呢？這主要是和個人是屬於陽虛體質相關。

16 少陰病，下利六七日，咳而嘔渴，心煩不得眠者，豬苓湯主之。（出自《傷寒論》）

17 太陽病，桂枝證，醫反下之，利遂不止，脈促者，表未解也，喘而汗出者，葛根黃芩黃連湯主之。（出自《傷寒論》）

18 補其不足，瀉其有餘，調其虛實，以通其道而去其邪。飲以半夏湯一劑，陰陽一通，其臥立至。（出自《靈樞・邪客》）

19 主客原絡法則：根據《難經・六十六難》：「五臟六腑之有病者皆取其原（穴）也。」因此，常以原穴作為本經的代表穴。而且，十二經脈在四肢部各分出絡脈，並有一絡穴，溝通表裡兩經之間的聯繫。絡穴可治療表裡兩經及相關部位的病症。元代竇默《針經指南》指出：「絡穴正在兩經中間：若刺絡穴，表裡同治。」因此，本經原穴與其表裡經的絡穴相配合，用以治療本臟本腑有關疾病的方法。因本法以取本經的原穴為主，表裡經的絡穴為輔（客），故又稱「主客配穴法」。

20 摘自：蔡素華（2012）。耳穴壓貼對剖腹產婦女產後初期焦慮、疲憊之成效。（未發表的碩士論文）。中國醫藥大學，台北市。

21 百合病者，百脈一宗，悉致其病也。意欲食，復不能食，常默然，欲臥不能臥，欲行不能行；飲食或有美時，或有不用聞食臭時；如寒無寒，如熱無熱；口苦，小便赤；諸藥不能治，得藥則劇吐利。如有神靈者。（出自《金匱要略・百合狐惑陰陽毒病脈證並治》）

22 百合病不經吐下發汗，病形如初者，百合地黃湯主之。（出自《金匱要略》）

23 安心，定膽，益智，養五臟。治癲邪啼泣，狂叫，驚悸。（出自《日華子本草》）

24 婦人臟躁，喜悲傷欲哭，象如神靈所作，數欠伸。（出自《金匱要略・婦人雜病》）

# 2.4 腸胃問題，從肝顧起

我們的消化系統是由口腔、咽、食道、胃、小腸與大腸到肛門所組成胃腸道，以及包括牙齒、舌頭、唾液腺在內的附屬結構，最重要還包括參與消化吸收的肝臟、膽囊及胰臟等器官，其中肝與膽對於胃腸的影響尤為重要。飲食從口腔進入到胃研磨、攪拌再到小腸吸收營養，這些營養物質都從肝門靜脈進入肝臟，由肝細胞將營養物質儲存或製成新物質，而毒素則被積存或去除毒性，所以肝臟才稱作「解毒工廠」，整合之後的血液最後才流入下腔靜脈進到心臟，提供人體各器官組織的養分。肝臟細胞每天約產生近1公升的膽汁，可降低脂類顆粒的表面張力，將脂肪乳化成脂肪小滴，同時協助脂溶性維生素吸收。

解剖列車上的「深前線」是從顳頷關節與舌頭開始，食物經由口腔咀嚼形成食團，從咽部吞嚥進入食道，中間經過深前線的橫隔膜伴隨呼吸的收縮與放鬆，讓食團順利來到腹腔的胃體，若是橫隔膜出問題就會產生打嗝、噯氣等不舒服的症狀，甚至會引起胸悶、窒塞的感覺，很像心臟出問題的悶痛感，其實這是橫膈膜的功能出問題所導致。進入腹腔之後，所有的腹腔器官都被腹部筋膜在腹腔內形成一些大的皺摺包住，可將各器官、及器官與體壁之間連接起來，也含分布到這些器官的血管、淋巴管及神經，這些腹膜、鐮狀韌帶、大小網膜、腸繫膜、結腸繫膜到骨盆底肌，以及腹膜後的髂腰肌等等都是歸屬深前線所管。因此，胃體擴張、排空，腸道的蠕動到最後肛門排出大便的括約肌都歸深前線所管，膀胱尿道小便與射精的括約肌也是分屬深前線的筋膜體系，所以深前線主導了吞嚥咀嚼、呼吸、生殖與排泄等四大功能。

中醫廣義的肝膽系統包含經絡與經筋，從經絡循行路徑可以發現，幾乎西醫胃腸道的調節功能與解剖列車的深前線都包含在內，更別說肝膽經的功用可以做到人體神經內分泌系統的調控與輸送，因此，腸胃問題利用肝膽的相關中醫基礎理論來調理的話，都可以看到明顯的療效。此章節我們一起來了解常見的「胃食道逆流」、「便秘」及「大腸激躁症」等胃腸疾病。

## 胃食道逆流

根據統計，國人大約每4人就有1人有胃食道逆流問題，即俗稱的「火燒心」。胸口灼熱疼痛的這種燒心感，是胃食道逆流典型症狀之一，胃中未消化的食物逆流回口腔或咽部時，由於夾帶胃酸，因此會有一股異常的酸味。食道則因為食物逆流造成反覆發炎，使食道基底細胞增生，可能導致細胞壞死及食道彈性降低，因而有吞嚥困難現象。此外，患者也常會抱怨口水變多變黏、常會有泡沫狀口水，喉嚨有異物感，感覺吞東西卡卡的，許多慢性患者還會有聲音沙啞、慢性咳嗽、夜間氣喘等非典型症狀。

由於胃食道逆流的症狀不是很典型，且因為經常發生胸口灼熱感，容易與心臟問題混淆，因此臨床治療時需要綜合多種成因才能確診。

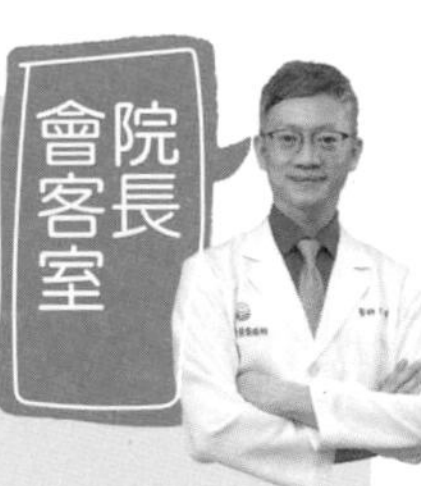


「胃」的解剖位置在橫隔膜之上的肺底部和其上的胸膜、橫隔膜本體，以及橫隔膜之下，中醫常將此處稱為「心下」，這是肝經主管的範圍，也是解剖列車上所謂「深前線」的範疇。

胃就像一個袋子，承接來自口腔初步分解之後的食物，並進行進一步的研磨，讓食糜與胃內消化液做進一步混合與分解，最後再將食糜往下推送到小腸執行下一階段消化過程。所以中醫稱「胃主降濁」，胃氣以降為順，如果過程中發生問題使得胃氣不能下降，就可能造成胃內胃消化食物往上逆流。

## 第一類型：肝胃不和型

「肝胃不和」即肝氣橫逆犯胃，致使胃氣上逆。我們可以想像「肝氣」是一根大木棒，胃是大銅鐘，每當肝氣橫向的撞擊銅鐘，搖擺晃動的胃脘就會發生痞悶疼痛，撞擊銅鐘時也會拉扯銅鐘上部的懸鈕（咽喉部位），因而導致咽喉不爽而咳或噎哽。

【治療原則】這類患者大多選用疏肝和胃的治法，我常用**柴胡疏肝散**當佐使，才能先去掉肝氣橫逆對胃的不好影響，之後才能著手解決胃的問題。

中醫認為「胃不和則臥不安」，胃這個食物料理機若攪打不動就會結凍受傷，或導致胃壁之外會凝結水珠，舉例來說，吃冰水太多者影響到晚上睡眠，睡一睡會不時因為胃食道逆流刺激咽喉或膀胱漲在小腹而醒，需要去夜尿小便頻頻，這些就是中醫所稱的「心下有水氣」[25]，一般會使用**小青龍湯**來治療。

## 第二類型：肝膽氣滯型

中醫學裡，肝與膽關係密切，從病因、病機學來看，膽附於肝，但是在胚胎時期兩者一樣大而密切聯繫，病理亦是互相影響，且每多同時或相兼為患。

肝膽氣滯是因肝氣不舒而不能刺激胃部分泌保護黏液，膽氣不泄則是指不能排出膽汁幫助消化，導致身體氣的流動會變差，使得胃失和降而上逆作嘔，若加上因為壓力焦躁和不安而飲食過量，胃酸分泌失去平衡，胃酸過多甚至胃炎，便導致胸脘滿悶、兩脇脹痛、打嗝噯氣等症狀，伴隨出現弦脈，常用**四逆散**合**左金丸**加減來治療。

## 第三類型：肝膽鬱熱型

肝膽熱鬱是由於肝膽之熱上逆犯胃，胃氣因肝膽鬱熱（鬱火）之薰蒸而使胃液因火熱燒灼而逆流或虧乏之時，導致消化器官機能降低，食物難消化並長時間停留在胃中，所以發生乾嘔、胸悶、消化不良、舌紅少苔等症狀。

肝膽熱鬱犯胃甚至可以灼傷胃與食道交接附近的食道黏膜，因而形成「巴瑞特食道（Barrett's esophagus, BE）」，這是一種癌前病變，可能演變成食道腺癌，不可不慎。

膽胃不和導致胃腸虛弱者常會合併有水毒，因此除了疏肝和胃降逆之外還要消除水毒，以提升體力促進全身機能。

【治療原則】我最常使用五種瀉心湯的系列，除了最常用的**半夏瀉心湯**；還有可以抑制打嗝的**生薑瀉心湯**；腹瀉到極度虛弱的**甘草瀉心湯**；便秘導致火氣大，常引起嘴破舌破，就使用可以解毒的**三黃瀉心湯**；背微惡寒，稍微活動就出汗，可選寒熱並用的**附子瀉心湯**。

## 第四類型：脾胃虛寒型

西醫治療胃食道逆流大多採用制酸劑、消炎或殺幽門桿菌的抗生素，這顯然是西醫治療的局限性。俗話說「熱血青年」，當人體臟腑功能失衡或先天基因缺陷，導致造血功能下降，使身體總血量不足，血不足身體就不夠熱而產生寒涼，中醫稱為「血虛」；或者是因為維持體內恆溫的腦下垂體激素不足造成的交感神經失調，也會內生寒涼，中醫稱為「陽虛」。血虛和陽虛都會造成人體的寒涼體質，日久容易傷及腸胃，引發脾胃虛寒型的胃食道逆流。

這類型患者有燒心泛酸、嘔吐清涎、胃脘隱痛等症，常因空腹、飲冷、吹冷風而更加劇，熱敷或按揉腹部才較舒緩，喜熱飲，進食可減緩疼痛，會覺得吃東西沒有味道而食慾不佳，精神不振，甚則手足冰冷，大便軟糊不成形，或是食物吃入胃中而停留不動導致朝食暮吐，暮食朝吐，完穀不化。舌質淡、苔白，脈為沉細脈。

【治療原則】我常用**附子理中湯**來溫中健脾，和胃降逆。胃腸疾病的療程後期，因為要讓外胚層的黏膜成長週期完整（從基底母細胞長到表層脫落更替一回合，大約28天），此時可用一些修復的處方，例如**六君子湯**、**香砂六君子湯**、**參苓白朮散**等，因為這些藥都是健脾元、補胃氣的藥，服用一段時間都能有助恢復失衡的脾胃功能。

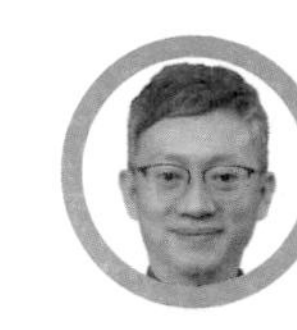

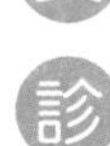

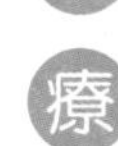

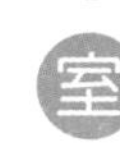


胃食道逆流與日常生活習慣、飲食以及情緒壓力有關，因此從日常生活就需要注意避開誘發因素。

1. 避免暴飲暴食，飲食要節制。避免食用咖啡因、巧克力、甜食、高油脂或辛辣重口味的食物。
2. 進食需細嚼慢嚥，讓食物與唾液充分混合，以免增加胃部消化負擔。飯後別急著坐下或躺下，也不宜從事激烈運動。
3. 入睡前2～3個小時應避免進食，睡覺時可以將頭部墊高15公分，避免逆流。
4. 戒除菸酒。菸酒會嚴重減弱下食道括約肌的張力，抽菸也會減少唾液分泌，使病情惡化。
5. 注意體重控制。肥胖不僅會增加胃部壓力，也容易罹患其他慢性疾病，故須維持適當體重與標準腰圍（成年男性腰圍大於等於90公分，女性腰圍大於等於80公分，即代表腰圍過粗）。
6. 學會紓壓調適心情，可透過冥想、漸

進式肌肉鬆弛練習等方式紓解壓力，減少不安及焦慮感。

## 茶飲改善胃食道逆流問題

### 薏苡仁薯蕷湯

● 材料

新鮮台灣山藥（薯蕷）120克，薏苡仁30克

● 作法

1. 新鮮台灣山藥削皮洗淨切塊，薏苡仁洗淨瀝乾。
2. 以上材料加1000毫升水，小火煮至薏苡仁熟透即可關火。

● 說明

1. 去渣留湯，當茶頻頻溫飲之。
2. 薏苡仁可以止痛、消腫、去痹，包括盲腸炎在內，中醫有一個方，叫做「薏苡附子敗醬草湯」，就有治療盲腸炎的功效。薏苡仁和山藥煮起來會變黏黏稠稠的，因為有豐富黏液質，是一種很好修補的藥，胃酸過多或胃食道逆流的發炎透過這樣的修補粉刷，那個傷痕就不見了，所以胃有發紅發炎、潰瘍、穿孔、出血，都可以用這兩樣食材來維修，既美味又營養。

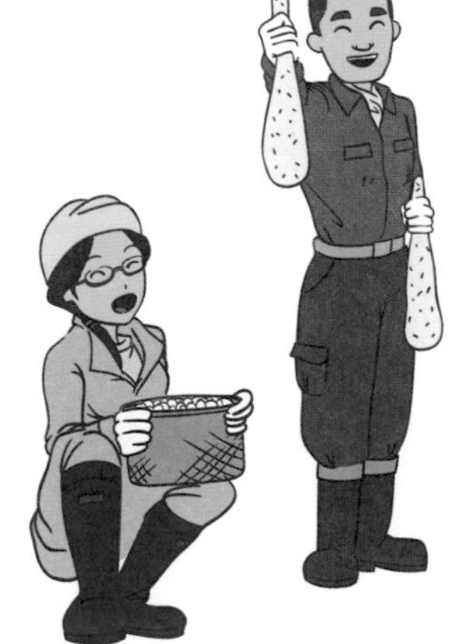

## ★刷帶脈改善胃食道逆流問題

帶脈是「奇經八脈」之一，猶如束帶而前垂，所謂腹部「游泳圈」，正是中醫學「帶脈」所繞之處，其主要功能是「約束諸經」。（見右圖）

帶脈跟肝膽經習習相關，我們的深前線（肝經）、側線（膽經），也負責帶脈「約束諸經」的功能，提供身軀在前後位移時候的關節左右穩定度，讓人體可以四面八方靈活活動。關節能夠屈伸活動的順暢與穩定，就是有關節的左右扣住，扣穩，夾好關節，關節才能從事屈伸活動（如圖）。關節內側的穩定螺帽就是肝經，外側的螺帽就是膽經，兩經協同，身體十二經絡才能順暢。

帶脈穴

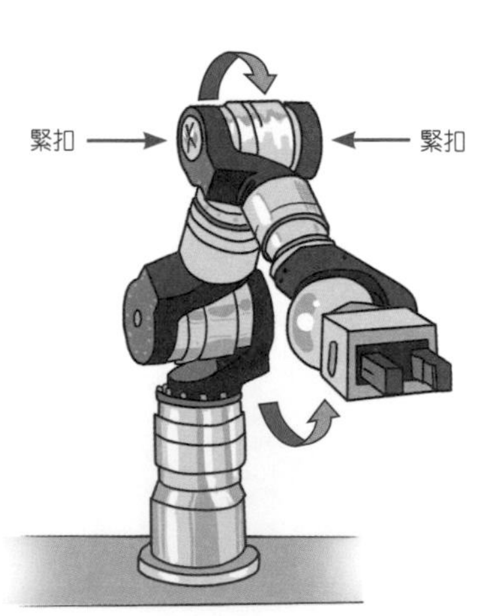


關節能順暢與穩定的屈伸活動，是因有關節的左右扣住，夾好關節。

許多人有胃凸、腹脹問題，就是這種帶脈之氣不通。這種氣很容易卡住，當我們焦慮抗拒或是久坐時，帶脈就容易塞住，就容易胃食道逆流，「刷帶脈」可以讓氣在帶脈這邊比較通暢。

1. 預備姿勢：坐著或站著都可以，採取放鬆姿勢，肩膀轉動，上下活動，感覺身體放鬆了才開始以下步驟。
2. 首先雙手合掌靜下心來，緩慢呼吸，吸氣4秒，吐氣6秒，幾次之後心靜下來，摩擦雙手提高手溫，感覺手掌傳來具有能量的感覺，就可以開始。
3. 右手放在左肩上，因為帶脈形狀如同束帶而前垂。因此，方向從左肩朝右邊側腰部斜斜往外刷劃出身體之外，像是要把束帶子理順一樣的往身體側腰順順地劃出去。接著，左手放右肩，同樣朝左邊側腰部斜斜往外刷劃出身體之外。這樣左右來回刷幾次之後，當你感覺體驗足夠了，就可以進行收功。
4. 收功姿勢是左右各一次。同樣右手放在左肩上，但是方向微微改變，朝右邊側腰部斜斜刷劃往右大腿根部刷去，右手刷到右大腿鼠蹊根部時，直接雙手大指相觸，兩手貼著右大腿，從右大腿根部往小腿往下往前刷劃出去，就像婦人惡露排除時血流順著大腿根部留下一樣，將其往外甩出去。接著，左手放在右肩上，朝左邊側腰部斜斜刷劃往左大腿根部刷去，左手刷到左大腿鼠蹊根部時，直接雙手大指相觸，兩手貼著左大腿，從左大腿根部往小腿往下往前刷劃出去。左右各一次即可。
5. 刷的時候不能來回，方向都是單一的，往外刷出去。

掃描QR Code看「健康小撇步！刷帶脈改善胃食道逆流問題」示範影片

# 便秘

現在人們生活節奏快，整體大環境壓力較大，加上多數人都是外食族，飲食內容可能葷多素少，蔬果攝取量不夠，且作息不規律，三餐進餐時間不定，種種因素都有可能影響每天輕鬆順暢的排便，所以有便秘困擾的人越來越多。

經常有患者會問，「醫生，我都沒有每天排便，這是便秘嗎？」其實，多久解便一次才叫正常，必須視年齡、飲食習慣和日常活動量以及個人體質而定。排便是人體正常的生理活動之一，當我們由口攝入食物之後，整個消化、吸收到糟粕排出，大約需要24～48小時，也就是說，依正常生理，大約一到兩天即要排便一次，所以並非沒有每天排便就叫便秘。

目前臨床上對於便秘的定義是使用羅馬診斷準則。過去一年內，至少長達12週出現下列2項以上的診斷準則，則可診斷為便秘。

1. 每4次會有1次的排便有疼痛、絞痛的情形。
2. 每4次會有1次的排便為乾、硬的糞塊。

3. 每4次會有1次的排便有排便不完全的感覺。

4. 一週排便3次以下。

除了排便次數減少或排出乾硬的糞便外，還可能有以下症狀：由於糞便過於乾燥和堅硬，造成排便困難和疼痛；排便後仍然覺得肚子脹；尚有殘便感。因此便秘不單是指排便次數減少，排便困難、便後不適感，也是重要的觀察指標。

除了生活作息、飲食等因素導致的功能性便秘，也有許多便秘是因為疾病所致，例如糖尿病、甲狀腺功能低下、尿毒症，或者代謝異常、電解質不平衡（如低血鉀、低血鎂），或是神經肌肉損傷患者（如脊髓損傷、巴金森氏症、硬皮症、肌無力症），部分藥物也會導致便秘，例如抗組織胺、鎮定劑、止痛劑、安非他命、減肥藥、抗憂鬱劑、含可待因的咳嗽藥、鈣片、鐵劑等也易引發便秘。中醫治療便秘主要是根據患者證型，配合解決致病因素，達到根本治療目的。

## 院長會客室

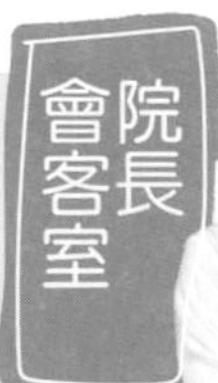

我們吃入的所有食物，初步經由口腔咀嚼與唾液混合之後，通過食道進入胃部，胃就像是食物料理機，把食物進一步磨碎混合形成食糜。食糜進入小腸之後展開消化吸收的一系列作用，中醫的小腸與脾臟、胰臟功能相似，都是負責將食糜去蕪存菁，轉化成營養成分，即中醫所稱「精微物質」，而剩下粗糙的糟粕繼續往下送到大腸，糟粕最終變成糞便經由肛門排出體外。

食物從進入到排出的整個旅程，不管是轉化成精微物質供身體運用或轉化成糟粕排出體外，這過程需要許多臟腑參與工作。其中精微物質的部份，主要靠脾臟依照食物屬性，進行運輸與分配。中醫說「脾主運化」，就如同現在的物流系統，將食物屬性編碼，透過「肝」的疏泄管道（貨運車、道路、閘道管制）投遞到相對應臟腑去運用。至於排便部分，則與腎比較有關，「腎開竅於二陰」，二陰是指前陰（包含男女外生殖器，如陰莖、陰囊、陰戶等）與後陰（肛門），前後二陰之所以能夠正常排出小便、大便，有賴於腎的「氣化」，腎的氣化除了反映於生長發育過程之外（例如男子二八腎氣盛，精氣溢瀉，陰陽和，故能有子），還表現於腎氣對水液的溫化蒸騰的作用。它能使一部分水液變成尿液排出體外；使另一部分水液重新敷布全身，維持正常的水液代謝作用，故有「腎司二便」之說。

當上述過程任一環節出現問題，就有可能產生便秘困擾，臨床上我大致分為以下幾個方面來處理：

## 第一類型：氣血不足而下元（焦）虧虛者

當人體因為勞倦、飲食內傷，或是病後、產後，導致氣血兩虧，氣虛則大腸蠕動傳送無力，血虛則腸道津液枯竭不能滋潤大腸，所以造成排便不順而便秘。血虛便秘的患者，大多臉色萎黃沒有光澤、唇色淡，容易頭暈目眩、心悸，脈象多為細脈。

【治療原則】我通常使用**《尊生》潤腸丸**加減方來治療。潤腸丸可以養血潤腸，也就是增加腸道的潤滑液，使大便像泛舟一樣順流而下，輕輕鬆鬆排出，對於大便秘結如粟或羊屎便效果特別好。

老年人或體虛者也常會因為氣血不足而便秘。面對老人虛秘我大多使用**補中益氣湯**搭配**麻子仁丸**，因為老人脾肺氣弱導致小便頻頻，而大腸卻傳導（蠕動）無力導致排便不順，此時需要益氣縮小便、潤腸助排便，可以增加火麻仁的使用劑量，因為種子類富含好的油質，可以幫助糞便容易排出。

## 第二類型：情志失和而氣滯者

現在人因為三餐飲食不規律、不均衡，或是工作型態久坐少動，再加上高壓力導致情志失調，這些都會使得氣機不順暢，因而引發肝經深前線的筋膜不滑動導致肝鬱氣滯。因為肝通脾主清升，膽通胃主濁降，通降失常、傳導失職，則糟粕內停不得下行，所以大便秘結。

這類型患者除了大便秘結，欲便而不得便，還會有噯氣頻作，脇肋部、腹部脹滿而痛等症狀，舌苔微膩，脈象多為弦脈。

【治療原則】這類型便秘需要順氣導滯，通常我會使用**大柴胡湯**來促進全身氣血運行，不僅可以改善健康，排便也會更順暢。

## 第三類型：氣血失調而血瘀者

因為體內氣血失調導致瘀血而發生便秘，大多發生在女性，許多人平常飲食和小便都正常，卻在月經來之前便秘會加重，這是「經前症候群」其中一種症狀表現。（「經前症候群」請參考P.81）

這類型患者可能3~4天才排便一次，而且糞便很硬，易口乾，但卻不會很渴，會想含一小口水濕潤口腔，看舌診多半有瘀斑，把脈會發現寸部往尺脈漸漸下沉而形成硬結點、關部脈數。

【治療原則】患者若是下半身胖又經常便秘，腹診或自覺下腹部硬，就適合用**柴胡疏肝散**合**桃核承氣湯**來調理氣滯血瘀、散結解鬱，可以趁著月經週期，利用經血把油溶性、水溶性代謝廢棄產物，順勢一股腦清掉，通常一至兩個月經週期之後，整體情況就會有很好的改善。

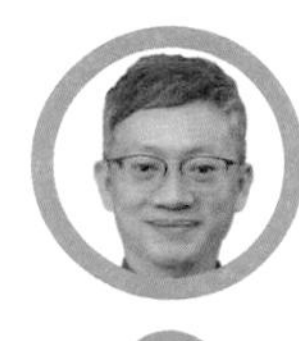
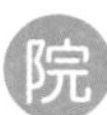
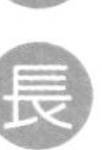

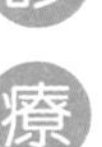
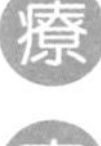
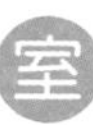
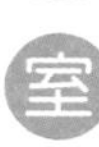

## 院長診療室

臨床遇到便秘問題時，通常需要考慮三件事。

首先是來源不足，也就是飲食攝入不足，最常見的是減重的人過度節食，當然就沒有東西可以經由大便排除出來。

其次是過度耗損，除了老人體虛便秘，還有重大疾病需要消耗過多能量修補之外，也有部分運動選手，因為運動量太大，導致能量消耗太多，不但月經都只來一兩滴，大便也不順暢。

第三種是沒有便意，因為工作壓力緊繃或憂鬱、焦慮，自律神經失調，導致都沒有大便的fu，或是經常因為便意來得不是時候而抑制住，最終造成便秘。

因此，除了要正確認識排便機制，養成正確排便習慣，調整生活作息，還要注重飲食均衡，增加水分和纖維質的攝取，還要多吃好的油脂。足夠的纖維質可以把腸胃撐寬，誘發腸胃的自主蠕動，若加上有好的油脂潤滑，才能將食糜或糟粕往下一段腸胃運送過去。許多患者都會說自己有吃，但是仔細一問，會發現有些人飲食太清淡而便秘脹氣，照X光就發現都是宿便，代表缺乏好的油脂幫助潤腸。

便秘雖惱人，但不是無法改善，建議諮詢專業醫師，找出原因，並選擇適當的藥物輔助，平常居家也可透過茶飲或穴位按摩來預防便秘。

## 茶飲改善便秘問題

### 決明子玫瑰花舒暢飲

**材料**

決明子10克、玫瑰花5朵

**作法**

1. 玫瑰花略為沖洗，與決明子一起放入濾袋。
2. 沖入300毫升熱水，泡20鐘後即可服用。

**備註**

可以回沖3次。

玫瑰花：《食物本草》謂其「主利肺脾、益肝膽，食之芳香甘美，令人神爽。」尤其是粉紅色玫瑰稱作月季花活血較強，對胃腸道的活化也較強，劑量太多則會腹瀉。

而正紅玫瑰花帶澀，行氣止痛較強，較無腸胃的活化刺激，所以需要確認使用的時機。

鑑別點也不難，正紅玫瑰花的花蒂（花托）較圓胖，而月季花的花蒂尖圓、瘦長。

正紅玫瑰花

粉紅月季花

## 穴位按摩改善便秘問題

### 天樞穴

**功效**

天樞穴屬足陽明胃經，也是大腸之募穴。按壓天樞穴可以刺激胃的排空，幫助大腸排便的運轉能力。

**方法**

順時鐘方向從身體右邊天樞穴開始按摩，再順著大腸走向，按壓到身體左邊的天樞穴，次數是年齡的一半，每天做3～5回。

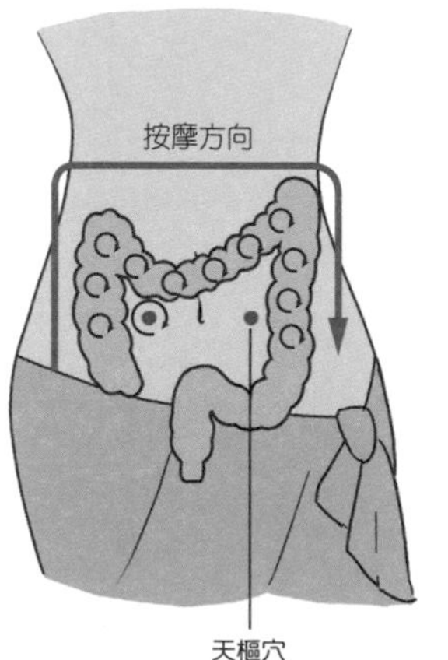

## 孔最穴

●功效

孔最穴屬手太陰肺經，為肺經之郄穴，顧名思義就是藉由肺經元氣來調控孔洞的開闔，因此按壓孔最穴可以控制是否要排便。

●方法

便秘時或欲排便，以左手大拇指揉按右手孔最穴，心中默念「要大便」，身體就會順從指令，從肺氣調出能量到大腸來促使排便。反之，若是突然有便意，但是不方便立即如廁時，同樣按壓孔最穴，此時心中默念「不要大便」，身體會緊鎖肛門括約肌，使便意暫時緩解。

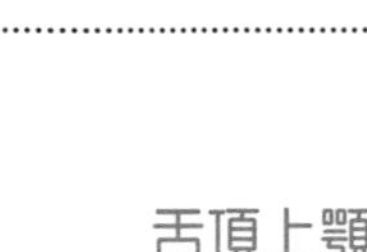


## ★養身功法

除了透過穴位按摩改善外，在這裡也提供兩個好用的保健法，方便省力又有效，快學起來。

### •導引術

以舌頂上顎，守懸壅，靜念而液自生，俟滿口，赤龍攪動，頻漱頻吞，聽降直下丹田，又守靜嗞數回。（出自《雜病源流犀燭・大便秘結源流》）

舌頂上顎：發出英文「N」的結束時舌頭的位置就是舌尖要頂著的上顎處，然後閉口，保持上下唇是微微貼合狀態，但是上下排牙齒不可以有接觸。然後用「嗞口水」來感覺正確的姿勢。當你

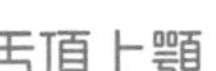
舌頂上顎

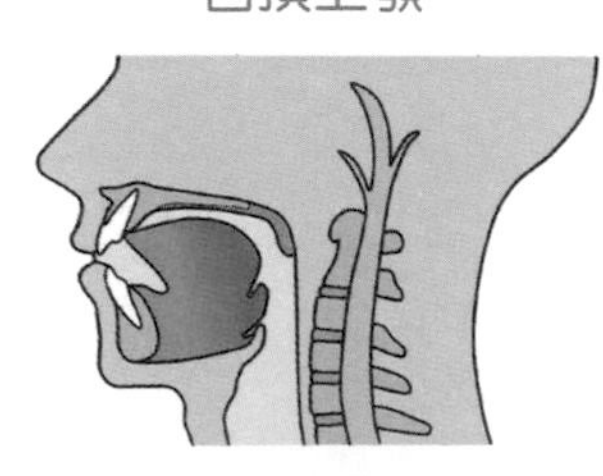

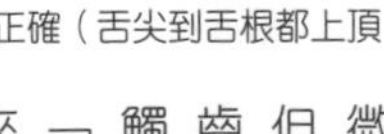
正確（舌尖到舌根都上頂）

吞嚥口水時，舌尖會不由自主貼著上顎，那就是我們要頂住的地方，努力讓舌根也維持在貼著上顎效果會更好。要注意不要變成向上的捲舌（如果變成捲舌會不能進行正常吞口水的動作，那就知道自己做錯了）！

舌頭包含在人體的深前線。舌頭的肌肉與筋膜和顳顎關節有著相互牽引的關係。因此在臨床上，舌頭動作異常也經常伴隨著顳顎關節的疼痛，甚至引發偏頭痛、失眠等問題。舌頭正確抵住上顎，不僅改善上述疼痛，還可以讓鼻腔更通暢而舒緩鼻塞、睡眠呼吸中止症。

人體的深前線

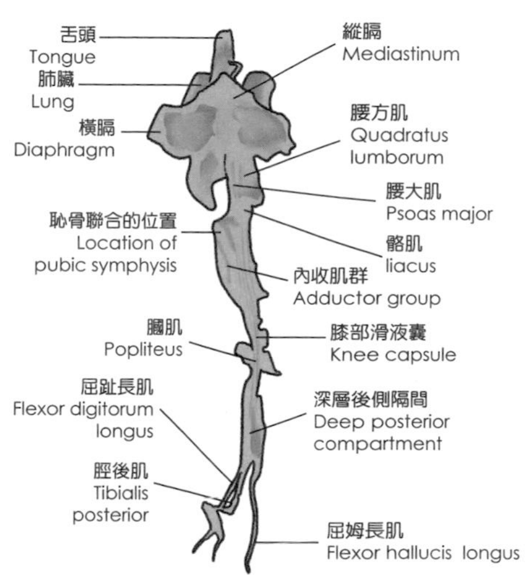


## • 乞丐蹲

**男：乞丐蹲**

雙手結孔子手印（右上左下），放在膝蓋上，兩腳微微分開（兩腳不用完全併攏）。蹲下時屁股盡量後蹲但不著地，腰背頭在一條直線上。

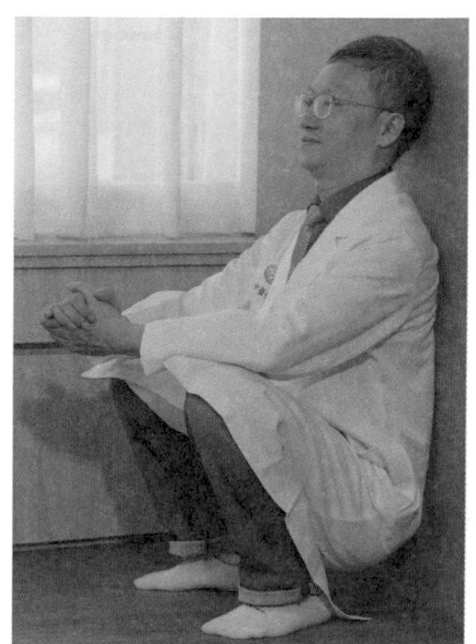

**女：跨鶴座，即日本坐姿**

兩膝併攏，腳底向上，足背貼地，大拇指右上左下交疊，將臀部坐在兩腳跟上，頭頸身成一線，收下巴，直腰。初習此坐，膝踝疼痛，稍稍忍之。若是劇痛，宜採漸進，切莫強忍。

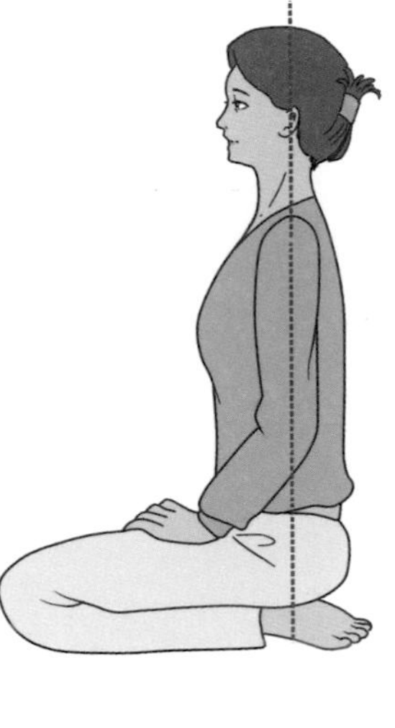

● 備註

吃飽飯就去蹲個15分鐘，再起來散散步。如出現腳麻、打嗝、放屁是正常現象，也是收效的證明，濁氣下降自然放屁，千萬不可忍屁不放。

掃描QR Code看「排便順暢不卡卡！蹲著可以讓你的排便好舒暢」示範影片

# 大腸激躁症

大腸激躁症困擾許多現代人，發生率高達20％，占消化科門診人數的30～50％。「大腸激躁症（Irritable Bowel Syndrome, IBS）」，又稱為大腸急躁症、腸躁症、刺激性腸症候群。真正的致病原因與發病機轉，截至目前為止仍未十分確定，一般認為，此症是多種成因下所導致的疾病，通常會受到環境、心理、社會及生理等因素影響。

大腸激躁症在臨床上可依其排便狀況分為便秘型（IBS-C）、腹瀉型（IBS-D）、混合型（IBS-M）及未分類型（IBS-U）。此疾病主要是在沒有任何胃腸道疾病損傷下，出現了慢性、長期性的，通常會持續數年之久的發作腸道蠕動功能的異常症狀，包括腹脹、腹痛、大便不淨感等排便型態改變，可以伴隨腹瀉或是便秘的症狀，這些症狀雖不至於直接影響壽命或造成其他嚴重疾病，但對生活品質會帶來負面的影響。

西醫治療大腸激躁症主要是以藥物緩解不適症狀（如腹痛、腹瀉、便秘），及要求改變會造成症狀更惡化的條件因素，進而提升患者整體的生活品質。其治療方向主要是提供心理上的支持，例如認知行為療法、減壓與放鬆療法，與給予相應的飲食建議。不

過，美國醫學雜誌（JAMA）於一九九八年發表了一篇研究報告，結果顯示中藥對大腸激躁症有顯著效果，而且根據病患體質辨證治療的話效果更佳。

院長會客室

現代人因為工作因素容易精神緊張、經常外食和熬夜打拚，造成腸胃功能失調。腸躁症患者常常抱怨有：便秘，排便困難，糞便乾結量少，呈羊糞狀或細桿狀，或是腹痛即感便意而腹瀉，一日多行。可能還會伴隨有腹脹，排便不盡感，排便窘迫感，也可能同時有消化不良，易飽感、欲嘔等症狀，全身症狀則可能有失眠、焦慮、抑鬱，頭脹、頭痛等狀況。

---

大腸激躁症的病位主要位在腹部的大腸，其病因、病機則與我們中醫的肝（含膽、心包，及三焦經等的纖維網絡系統）、心脾（循環系統）、腎（神經內分泌系統）三臟有關，包括身心緊張或精神鬱抑，導致性格內向，不喜出頭而沒有精神，總是處在思考狀態，會造成「肝鬱」影響脾胃腸機能導致肝鬱氣滯；經常外食吃壞肚子以及無法定時定量攝取食物而暴飲暴食，甚至不時用眼過度、用手機配飯，也會破壞脾胃消

化吸收，以及腸道蠕動的功能而脾胃失常；晚睡熬夜、用腦過度的腎陽虛衰三方面，在治療上須掌握疏肝理氣、健脾養心、溫陽補腎的基本原則。

## 第一類型：肝鬱氣滯型

平常容易情緒緊張或所願不遂、憂思惱怒，以致肝失疏泄，肝氣鬱結，橫逆乘脾，使脾胃升降失調，氣機逆亂，就會使傳導失常，而出現腹痛（大多在少腹部）、噯氣、胸痞悶等症狀，通常患者會有腸鳴腹瀉，瀉後痛減，或大便墜脹，腹瀉便秘交替出現，遇有精神刺激時症狀會加重。

【治療原則】這類患者可以使用**加味逍遙散**搭配**痛瀉要方**來抑木扶土。若只有腹痛，大便正常者，可用**芍藥甘草湯**合**甘麥大棗湯**；便秘腹瀉交替者，則用**加味逍遙散**合**甘麥大棗湯**。

## 第二類型：脾胃失常型

這類型患者大多脾胃虛弱，脾胃同居中焦而屬土，脾主運，胃主納，胃納降功能正常與脾氣之助無不相依。若因長期飲食失調，勞倦內傷或久病纏綿，均可導致脾胃虛弱，不能受納水穀和運化精微，水穀停滯，清濁不分，混雜而泄瀉，脾胃功能不佳容易生濕，濕阻中焦，則會有腹脹、食欲不振、不思飲食、食少腹脹，常感身體倦重無力，糞便型態常為腹瀉型，或是在大便中可見未消化食物，舌淡苔白或厚膩，脈象為細弱脈。

【治療原則】臨床上常用**參苓白朮散**來健脾滲濕。若秋天時節，原屬於乾燥的季節，但是身體濕氣重，導致睏倦身重程度明顯表現，則可使用**升陽益胃湯**。如果是外邪侵入而引發的病症，需要根據症狀表現分型治療。屬於寒濕（俗稱冷底）的大便不臭則用**藿香正氣散**為主方，若是使用藿香正氣散還吃不好，改用**胃苓湯**或是**胃苓湯**合**參苓白朮散**，可以搭配喝水藥「訶子」。屬於濕熱則大便臭穢，可以使用**葛根黃芩黃連湯**來治療。如果屬於傷食瀉，糞便則酸臭如同臭雞蛋，可用**保和丸**來消食化積。

### 第三類型：脾腎陽虛型

久病者容易損傷腎陽，陽氣虛弱，陰極而下故泄瀉。腎陽不能溫運脾陽，濕濁內生，氣機阻滯，故見腹痛。患者經常在黎明起床前後就因為腹部作痛，腸鳴轆轆即腹瀉，瀉後則安，平素形寒肢冷，尤其冷氣房中一下就手腳冰冷，久坐或久站腰膝痠軟，午後雙小腿腫脹繃硬感，舌淡苔白，脈沉細。

【治療原則】這類型需要溫腎健脾，固澀止瀉，常用**理中湯**加附子、砂仁、半夏、茯苓、芡實，也可以搭配剛剛提到的水藥：炙甘草、黑炮薑、訶子，頓服（一口氣全部喝完）。

## 第四類型：脾胃陰虛型

老人或久病之後，導致脾胃陰虛，患者會出現面色潮紅，汗多，心煩，形體消瘦，食欲不振，口乾、口渴，胃嘈熱，手心足心熱，舌紅少苔等症，糞便型態常為便秘型，常有腹部脹滿疼痛，排出不暢，甚至可在左下腹觸及條索狀包塊。

【治療原則】治療以**麻子仁丸**搭配**香砂六君湯**、**半夏瀉心湯**、**柴胡疏肝湯**。中醫典籍提到，麻子仁丸以利為度，就是指一天能大便2次的劑量最好。如果是患者脈細，口乾、口渴嚴重會口唇黏

---

起來的感覺，或糞便如羊屎狀，或數日不行，或大便不暢，大便困難，屎氣腹痛，飲食小便如常，可以加用**增液湯**。如果是體質寒熱錯雜，吃藥吃不好，就要用到**烏梅丸**來治療。

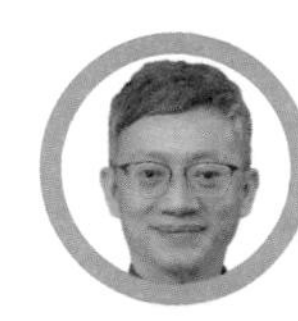

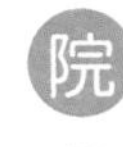
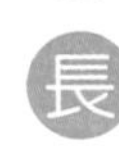
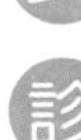
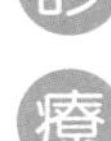
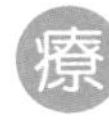
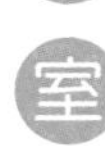


因大腸激躁症的不舒適經常被低估或忽略，患者常會誤以為只是吃壞東西鬧的肚子，只要排便完就可緩解。雖然沒有致命危險，其中仍有四成以上的病患，情況嚴重到不敢出門，日常生活與社交活動大受影響。因此，除了藥物治療外，必須了解疾病本質，恢復情志調適之功能性，而飲食習慣、日常作息也必須加以修正，這樣配合醫師的治療才能取得最佳療效。

腸躁症患者應該避免咖啡、酒、油膩及刺激或寒涼冰冷食物，可以適量的食用蓮子、山藥、茯苓、扁豆、芡實、蘋果等健脾止瀉的食物，四神湯也是不錯的選擇。

便秘型患者要食用纖維較多的食物，減少脂肪攝取、少吃甜食、糯米、油炸、豆類的食物。腹瀉型患者則要減少纖維和蜂蜜、乳糖、果糖等醣類攝取。

## ★整腸好物——蘋果

蘋果除了香味可以舒緩神經之外，也因為果肉富含鞣質，而能減少腸道分泌過多的消化液，進而使糞便的含水量減少變得更成形。

蘋果如果連帶著果皮一起吃，搭配適量水分攝取及運動，可以緩解便秘。這是因為一顆蘋果的果皮就含有4克的膳食纖維，能幫助腸道蠕動、促進排便。

而想要緩解腹瀉，一次可以切半顆蘋果的量，一定要去皮，將果肉切成片，煮到變軟，再壓爛，溫熱服用，可以讓腸道休息而抑制腹瀉。

不過，蘋果果肉也含有果膠，空腹服用的話，容易讓果膠與胃酸結合形成塊狀凝膠物，容易堵塞住胃腸道，反而導致脹氣腹脹悶痛。因此，蘋果不能空腹吃，也不能過量，建議每天不超過2顆蘋果，才能吃出營養，吃出健康。

## 穴位按摩改善大腸激躁症

### 支溝穴搭配照海穴

功效

- **支溝穴**：在前臂外側肉隙中距腕橫紋3寸（4指幅寬），即在尺橈二骨夾隙中，喻猶上肢之溝渠也，故名「支溝」。屬於手少陽三焦經所過，穴性屬火。
- **照海穴**：因腎為水臟，得照海之陽以灼之，而能化氣飛升，讓人體氣化回歸自然。因此，照海穴如同蒸汽機可以提供動力，而讓大腸蠕動正常。而照海穴也常用於目疾，取其銀海朗照之意也。照海穴屬於足少陰腎經，也是八脈交會穴，腎經與陰蹺脈交會處，張潔古曰：「癇症夜發，灸陰蹺。」本穴即陰蹺之起也。（照海穴也是解剖列車深前線上關鍵點之一，現代解剖發現深前線到頭部，最後可以連到硬腦膜，難怪可以治療癲癇，證明古人不欺余。）26

● 方法

情緒問題引起的大便不順暢，這時心中想著「要大便」，交替按壓支溝穴與照海穴，就可以順暢排便，乾淨溜溜。在外找不著廁所或是遇事緊張腹痛急著要大便，那就要心中想著腸道平和穩定，同樣交替按壓穴位，就可以安撫腸道，等到方便時間再如上炮製按壓一番，自然可以想上就上，心想事成！

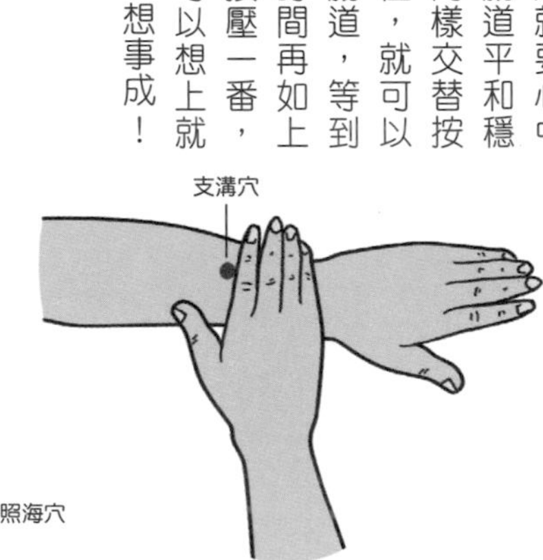


## 內庭穴搭配足臨泣穴

● 功效

- **內庭穴**：門內曰庭。本穴之下為「厲兌」，「兌」於《易經》為口，為門。本穴猶在大門之內的庭院也。又其所治症，多在腹部居多，是其功用有關於內也。於體則庭，於用則內，故名「內庭」。
- **足臨泣穴**：泣，與澀通，意思凝滯也，即不爽利也，故名「臨泣」。以其在足，故曰「足臨泣」，示別於頭之臨泣也。凡有凝滯鬱塞之感者，此穴可以通之，即本穴功用能通澀也。例如患乳瘡（乳腺炎）者，乳汁因之不通，針刺本穴可通，須同時撫摩揉按全乳，或用大孩吮咽之。針入稍停，捻轉提插之，頗效。[27]

● 方法

適用於大腸激躁症的腹脹、腹痛症狀，此時內庭穴、臨泣穴同時按，直接按摩穴位局部的按壓疼痛處或局部肌肉緊繃結成硬塊的區域，直到感覺明顯痠脹，每天做3～5次，可緩解小腹的凝滯鬱塞、瞋脹不適感。

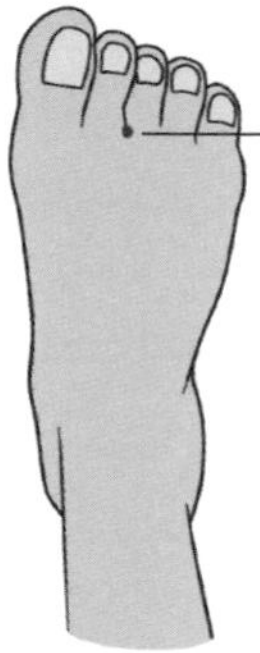

內庭穴

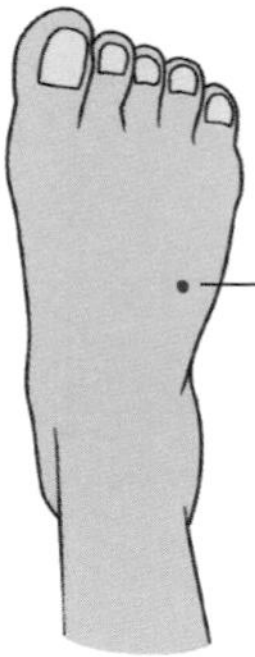

足臨泣穴

25 傷寒表不解，心下有水氣，乾嘔，發熱而咳，或渴，或噎，或小便不利，少腹滿，或喘者，小青龍湯主之。（出自《傷寒論》）

26 照海支溝，通大便之和；內庭臨泣，理小腹之瞋。（出自《玉龍賦》）

27 大便閉結不能通，照海分明在足中，更把支溝來瀉動，方知妙穴有神功。小腹脹滿氣攻心，內庭二穴要先針，兩足有水臨泣瀉，無水方能病不侵。（出自《玉龍賦》）

# 2.5 疼痛問題，從肝顧起

中醫的肝膽系統，由肝、膽及所屬經絡、筋膜、指甲28、目竅等部分組成。十二經絡中的足厥陰肝經屬肝絡膽，循行於巔頂、頏顙（即喉頭、鼻咽處）、脇肋、少腹、陰器等處；足少陽膽經則是屬膽絡肝，眼外角、耳前後、頸側、頷部、缺盆、腋窩、脇肋、腹、膝、小腿外側都是膽經循行部位。一旦肝膽系統發生病變，上述經絡循行部位都會出現相應的徵象，尤其是各種疼痛問題。

「筋膜」是人體的重要組織。筋是膜的束聚，膜是筋的延伸，外則布於皮裡肉外，聯絡關節，主司運動；內則聯繫五臟六腑，屬於肝膽系統的組成部分。《素問・痿論》提到：「肝主身之筋膜」。筋膜有賴肝的陰血濡潤，才能活動自如；肝的疏泄功能正常，氣血津液調暢，筋膜才能得到陽氣的溫煦，陰血的滋養，津液的濡潤，得以保持其柔和俐落。

全身的疼痛都與筋膜相關，基本上只要是疼痛，離不開肝膽的範疇，因此疼痛問題都必須從肝膽論治。頭痛、頸椎痛是影響人體疼痛最主要的關鍵，例如第一頸椎承上與枕骨相接，能夠做點頭、後仰動作的前後控制與穩定，這就是肝經所主導，承下與第二頸椎以下身體相接，能夠做左右搖頭動作，則是膽經所掌控。第一頸椎上下極輕微的錯位除了會引發頭痛、頸椎痛之外，還會導致肩膀痛、腰背痛、臀股痛、腿痛、小腿肌肉緊繃的腳痛，甚至骨架歪斜導致長短腳（如左圖）。

疼痛常見部位與原因

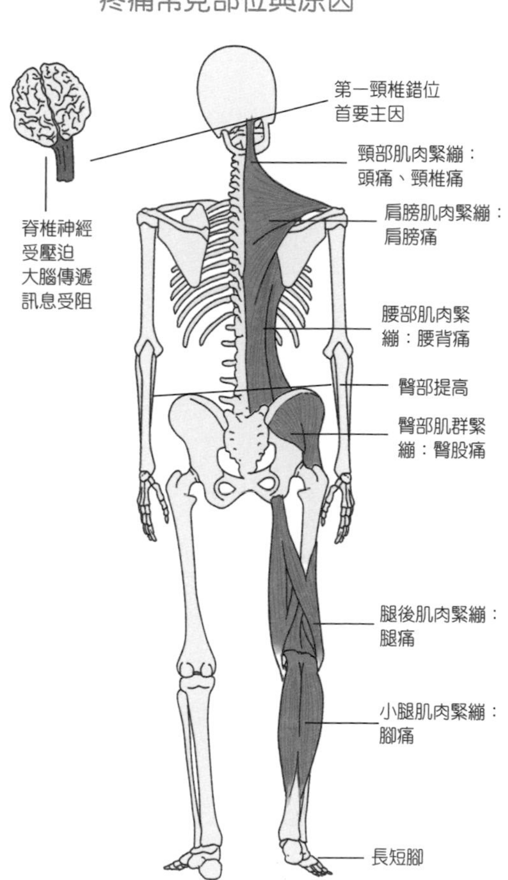


此章節我們主要介紹「頭痛」、「落枕」及「腰痛」等病症，其他的常見疼痛，例如目痛、喉嚨痛、胸痛、腹痛，或肢體疼痛，已在其他篇章論述。

# 頭痛

許多人都有過頭痛的經驗，引發頭痛的原因千百種，它可能單獨出現，也可能是發生在疾病過程的一種症狀表現。一般西醫將頭痛分為「原發性頭痛」和「次發性頭痛」，原發性頭痛的發生原因與其他疾病無關，偏頭痛（Migraine）、緊張型頭痛（Tension Headache）和叢集型頭痛（Cluster Headache），都屬於此類；而次發性頭痛，則是指因其他疾病所導致的頭痛，如腦部問題（腦瘤、中風等）、牙齒痛等疾病。

頭痛是一種自覺症狀，發病型態（突發或緩慢）、持續時間、發作頻率、疼痛性質（悶痛、刺痛或隱隱作痛）、疼痛部位等等，都是臨床上做為確診與治療的重要判斷依據。中醫在處理頭痛問題時，著重梳理致病因素，而後再依據症狀表現進行辨證施治，因此能夠有效處理原發病因與改善頭痛問題。

## 院長會客室

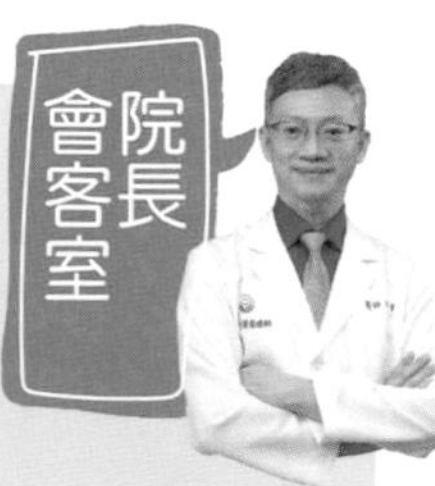

中醫認為頭為「諸陽之府」、「清陽之府」，又為「髓海（即腦部）」所在，凡五臟精華之血，六腑清陽之氣，皆上注於頭，且手足的三條陽經也都在頭部交會。所以若感受風寒濕熱等外邪侵襲；或是痰濁、瘀血阻滯，致使經氣逆上；或是肝陽上擾清空；或是氣虛清陽不升、血虛腦髓失榮，均可引起頭痛。我在臨床上遇到頭痛病患大多依致病因素及症狀表現，給予相對應治療。

### 第一類型：外感頭痛

所謂「外感」就是感受到外在邪氣因而致病，引起頭痛的外邪主要為風、寒、濕、熱等，其中以風邪為主。外邪自體表侵襲於經絡，上犯巔頂，使清陽之氣受阻，氣血不暢，阻遏絡道，因而導致頭痛。

【治療原則】外感頭痛多屬實證，治療以祛邪為主，因風者疏之，因寒者散之，因濕者化之，因熱者清之，若是寒、濕、熱邪為患，亦可參用風藥作為引經藥。

1.風寒頭痛，症見舌淡紅、苔薄白，脈浮緊長，可用**葛根湯**治療。

2.風熱頭痛，見舌質紅、苔黃，脈浮數，可用**桑菊飲**加黃芩、梔子等藥物。

3.風濕頭痛，見舌苔白膩，脈濡者，可用**羌活勝濕湯**加減。

## 第二類型：內傷頭痛

內傷頭痛的發病原因，與肝、脾、腎三臟有關。因於肝者，可能為情志所傷，致使肝鬱化火；或因火盛傷陰，肝失濡養；或腎水不足，水不涵木，導致肝腎陰虧，肝陽上亢，上擾清空而致頭痛。因於腎者，多為稟賦不足，腎精久虧，腦髓空虛而致頭痛。因於脾者，可能因或病後產後體虛，脾胃虛弱，生化不足；或失血之後，營血虧虛，不能上榮於腦髓；或因飢飽勞倦；或飲食不節，嗜酒肥甘，脾失健運，痰濕內生，上蒙清空，阻遏清陽而致頭痛。

【治療原則】內傷頭痛的治療以扶正為主，風陽上亢則熄風潛陽，氣虛則益氣升清，血虛則養陰補血，腎虛則益腎填精；若是由於痰濁、瘀血所致的頭痛，屬本虛標實，化痰活血並施，如此一來往往奏效。

1.肝陽頭痛，伴隨有舌苔薄黃，脈弦有力，可用**天麻鉤藤飲**加減。

2.腎虛頭痛，症見舌紅少苔，脈細無力，可用**大補元煎**加減。

3.血虛頭痛，症見舌淡苔薄，脈浮芤者，可使用**人參養榮湯**加減。

4.痰濁頭痛，見舌苔白膩，脈滑或弦滑，可使用**半夏白朮天麻湯**加減。

5.瘀血頭痛，見舌質紫、苔薄白，脈細或細澀，可使用**通竅活血湯**加減。

## 第三類型：頸因性頭痛（第一頸椎疼痛）

頭痛患者是疼痛門診人數第一名，其中約20％屬於頸因性頭痛。頸部之肌肉骨骼系統所引起的頭痛，稱為「頸因性頭痛（Cervicogenic Headache）」。其疼痛範圍極廣，可能傳導至後腦勺、太陽穴、前額甚至是眼窩處（頸因性頭痛的症狀出現位置請參考左上圖），甚至出現噁心、嘔吐、吞嚥困難、頭暈、目眩、畏光或同側眼睛視力模糊等症狀。

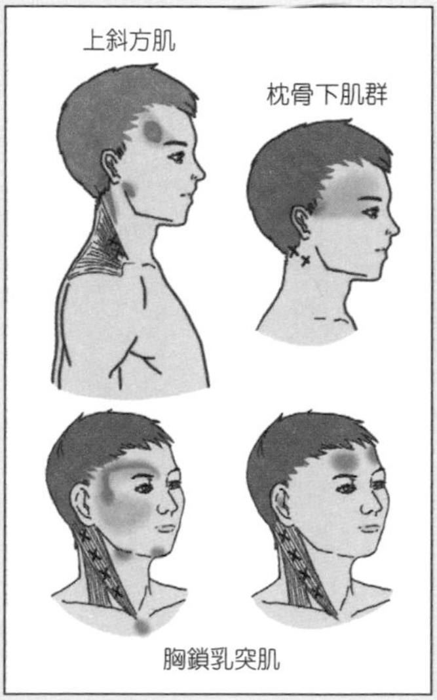

頸因性頭痛是影響日常生活功能最多的一種頭痛類型，好發年齡平均約40歲，其中女性為男性的4倍。頸因性頭痛的病因可能是長期姿勢不良而引發枕骨周邊肌群或軟組織過於緊繃，進而牽扯到腦膜，而影響到中樞神經系統，導致頭痛或暈眩；或是頸部外傷（如車禍造成鞭索症

候群、運動傷害、跌倒意外）、頸部退化（如骨刺、頸部椎間盤突出、頸部椎間孔狹窄）、頸椎關節錯位，因而導致枕骨神經受壓迫，引發頭痛。

以往處理頸因性頭痛只能猛壓第一頸椎使其復位，但這種方式很痛，會使人心生恐懼而且效果差、且耗時久，致使療程拉長。隨著科技進步，現在有一種整復技術AMCT（Activator Methods Chiropractic Technique），這是使用長短腿分析半脫位，並用「活化器」（如上圖）進行矯正的脊椎矯正技術，以達到脊骨關節活化。長短腿分析是透過長期研究所公認的檢測通則來測試人體脊椎和四肢關節，再由腿的長短反應來判斷是否存在脊椎或關節偏位，即半脫位的診斷方法。活化器是一種能夠發出高速度、低幅度的脊椎矯正設備，透過手動的輔助可以對人體的脊椎和四肢關節產生矯正的作用。活化器矯正雖然接觸面積非常小，但是只要矯正位置正確，勁道就能整個穿透到要矯正的椎骨。

活化器

我在二〇一四年參加「美式脈衝脊骨肌肉神經活化整療學課程（Impulse

Subluxation Adjusting Technique）」*學習到AMCT及Impulse的應用精髓，大幅提升頸因性頭痛療效。處理頸因性頭痛問題時，對著第一頸椎用AMCT打一槍，槍響鳥落。我們可以想像頸椎就像一串肉粽，針對第一頸椎（肉粽串頭）施打，則整串肉粽便紛紛落地。以AMCT治療頸因性頭痛效如桴鼓，像拿起鼓槌打鼓一樣，一敲就響，療效迅速，立竿見影。

*註：由台南維新診所副院長林威廷老師以及高雄長青村游泳健康中心執行長鄭仲傑老師所開辦。

## 第四類：激痛點頭痛

激痛點的頭痛往往與枕下肌群或

### 頭部肌肉關節與頭痛問題

頭部可做前屈、後伸，左、右旋轉，左、右側屈及環旋7個方向的運動，這些運動依賴於肌肉完成。頸部的肌群包括頸闊肌、胸鎖乳突肌、斜方肌、頭夾肌、半棘肌、肩胛提肌等，以脊柱為中軸呈對稱性配布，主司頭和頸肩部各種運動。

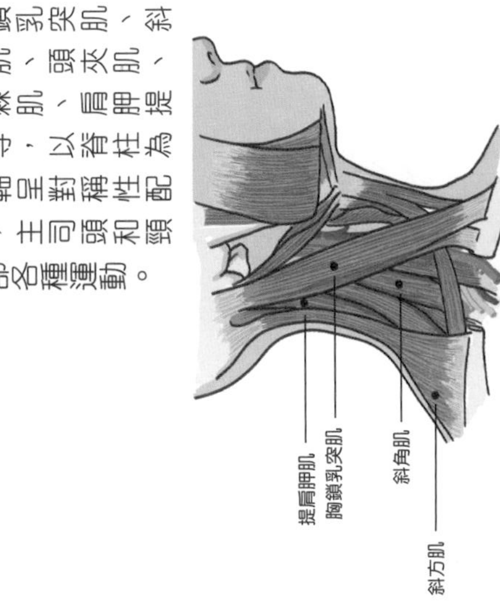

周邊肌肉（頭夾肌、頸半棘肌）僵硬有關，不僅會減少大腦血液供應，也會使其他器官接收訊息產生誤差，導致姿勢不穩、眼球運動功能低下、大腦虛浮暈眩等症狀。

頭的左右轉需要枕下肌群的協同工作。還有頭轉向右，頭痛在左邊偏頭痛，是左邊前面的胸鎖乳突肌（副神經、第二頸椎、第三頸椎）的激痛點所引發的頭痛。

單純以肌肉作用來說，若頭轉向右（或後仰、或側彎），痛點在同一邊，則是右邊的後頸部的肌肉：頭夾肌、頭半棘肌、頭長肌的激痛點頭痛。但是以神經動作控制來說，頭部的轉向是解剖列車的側線主導，頭轉向右邊，是左邊的胸鎖乳突肌及枕下肌群一起帶著頭轉向右（乳突後方風池穴），右邊的頭夾肌也會帶著頭往右邊轉。可以想像一輛拋錨汽車，可以由後往前推，也可以從前拉動車，當然最省力就是有前拉再加上後推，所以我治療時，不管痛哪一邊左右兩邊都會針灸，

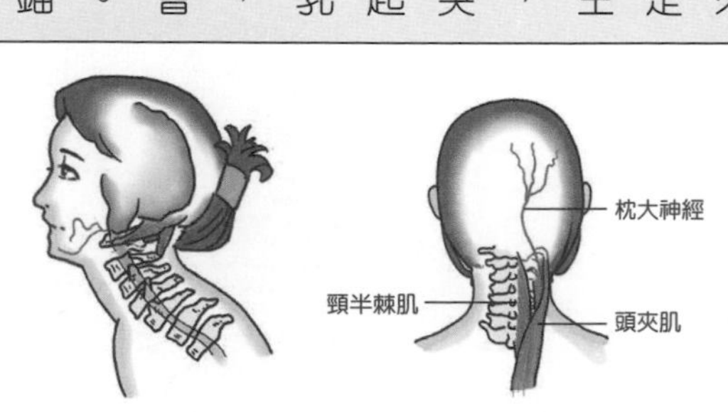

因為1+1大於2，自然就緩解了激痛點的頭痛。

所謂「激痛點」是指肌肉長期異常地處於收縮狀態時，在肌肉纖維的層次摸得到這些對刺激極度敏感的點，這個點是位在肌肉裡面可觸及的緊帶區域（Taut Band）裡面的結節（Exquisite Spot），當按壓激痛點使其缺血時，可誘發病患所認知的疼痛，此動作叫做「彈跳反應（Jump Sign）」。

如果肌肉處在最短的姿勢下，從縱軸（垂直從上往下）給予持續的壓迫力道，可以讓有激痛點的肌肉更快放鬆，按壓時間可從三、五分鐘進步到只要15秒之內就可以使肌肉放鬆，肌肉放鬆的感覺就像巧克力融化般鬆軟下來，這稱作「姿位放鬆技術」。中醫師經常利用針灸上頸椎左右的風池、完骨二穴，來緩解頭頸肩背痠痛，就是運用此種原理。

## 第五類型：基底動脈偏頭痛與椎基底動脈循環不全

基底動脈偏頭痛是因為基底動脈不正常的痙攣所致，所以動脈舒張時會頭痛、收縮時會頭暈，其症狀表現為頭痛（抽痛或脹痛）、眩暈、耳鳴、視力模糊、步態不穩，甚至意識不清。好發於秋冬二季，此時因早晚溫差較大，血管收縮明顯，容易引起血液供應不良。通常在第一次發作之後，就容易復發，尤其是勞累或是有其他疾病（如感冒、過敏）都會增加誘發機率。年輕女性也常會有基底動脈偏頭痛，多半和月經週期有關，有母系家族遺傳傾向。

這類型患者適合用「顱骨微小位移技術」來治療，這是因為錯誤的骨頭微小位移才造成的疼痛，還不到脫臼的地步，僅是微小的位移，透過正確的調整技術就可以矯正回來，進而改善頭痛問題。

顱骨屬於不可動關節，但最新的顱薦理論認為人體吸氣的時候顱骨可以微幅張開，呼氣的時候則會閉合回來。利用此原理，醫師雙手環抱住病人的顱骨，從合適的角度著手，施以適當力道，配合患者的呼吸與眼睛向左看向右看，就可使顱骨回歸正確位置，使顱外的肌肉筋膜獲得舒張伸展而不緊繃，進而恢復顱內腦脊髓液循環及顱內動靜脈血管循環，使其正常流動不阻塞。

我在臨床上除使用「顱骨微小位移技術」治療基底動脈偏頭痛，中老年人常見的「椎基底動脈循環不全（Vertebrobasilar Insufficiency, VBI）」導致的眩暈，也常用此治療方法。

有椎基底動脈循環不全的老年人，

大多有高血壓、心臟病、糖尿病或高血脂等病史，這類患者常伴隨有後頭痛（枕部頭痛）、頭肩痠痛、手足麻木等症狀，其主要原因都是椎基底動脈供血區域血流不足，這是屬一種血管性病變，肇因於動脈硬化、血栓、血管痙攣或

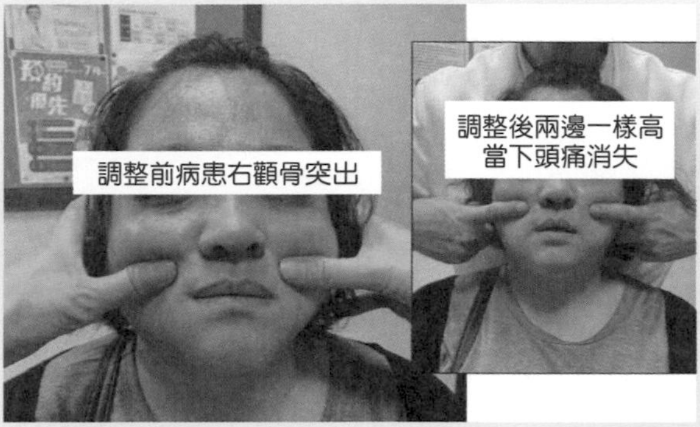

調整前病患右顴骨突出

調整後兩邊一樣高
當下頭痛消失

頸部脊椎歪斜或長骨刺壓迫頸部的椎動脈而起。頭痛眩暈，除了發作時令人很難受，造成生活的種種不便之外，同時它也是一種警告，因為也有可能是腦中風的提前警訊。使用顴骨微小位移的手法，能改善位移的顴骨，使基底動脈循環良好，進而防治頭痛眩暈問題。

頭痛的成因複雜，若不能從根本解決，例如原發病或誘發因素，往往不能徹底解決問題，已然成為「難治」之症狀。多年臨床實務經驗發現，除了傳統的藥物治療、針灸治療，仍有侷限性，唯有融合西醫解剖知識，異中求同、中西並用，才能大幅提升治療效果。

結合關鍵點療法[29]以及整體醫學[30]，人體阻塞的氣血再度被打通，藥物才能源源不絕運送到患處，發揮修復作用。近年來的臨床實證結果發現，頭痛患者的治癒率已達八成以上，因此患者稱我為醫治「頭痛聖手」。

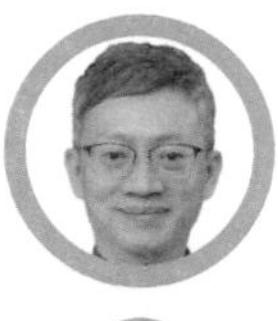
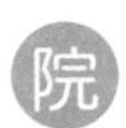

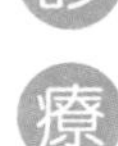

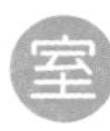


預防頭痛的發生首重避開誘發因素。

1. 若是由於外邪侵襲所致的外感頭痛，平時生活作息應規律，並定時做運動鍛鍊，以增強體質，抵禦外邪侵襲。
2. 若是肝陽所致者，宜情緒舒暢，避免精神刺激，要適當調劑休息時間。
3. 若是因肝火頭痛者，可用冷毛巾敷頭部。
4. 風寒頭痛劇烈者，可用鹽炒附子包在紗布內，頻擦痛處，外出時戴帽，避免風寒外襲。

5.許多人的頭痛誘因來自食物，因此頭痛患者平日應注意飲食中是否有此類食物。

(1)柳橙（香吉士）、番茄、乳酪（披薩）、巧克力等。此類食物含肽胺酸，為多巴胺的前身，會造成血管痙攣，使血液供應不良，造成平衡失調，誘發頭痛、眩暈和頸肩背疼痛的發作。

(2)因肝陽上亢所致者，禁食公雞、豬頭肉、螃蟹、蝦，以免動風而使病情加重。

(3)因痰濁所致者，飲食宜清淡，應避免肥甘之品，以免助濕生痰。

6.長期慢性頭痛者應戒除菸酒。

7.若有以下情況，應立即就醫：

(1)突發性劇烈疼痛。

(2)因頭部受傷、跌倒，或受到衝擊而開始頭痛。

(3)伴隨有意識不清、痙攣、虛弱、視力異常、說話困難、噁心、嘔吐、發燒、頸部僵硬等症狀。

## 茶飲改善頭痛問題

### 頭痛小小方

**材料**

蒲公英1克、九節菖蒲、葛根各6克、獨活8克

**作法**

1.以上藥材打成粗末，分成10份，以過濾袋裝袋。

2.取一份以300毫升90℃的熱開水沖泡，燜

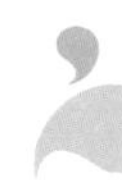



1分鐘即可取出藥包，重複回沖2次，將三杯混合成一杯，當茶飲用（不拘溫冷）。

備註

1. 此小小方藥材藥氣迅行，不宜燜泡超過1分鐘。一天一包，連續吃5天為一療程。
2. 此方為處理頭痛問題的基礎方，除了可以緩解頭痛之外，更可以用來預防智力退化，促進小孩學習。
3. 九節菖蒲提供膻中動力，可以降肺補腎。（註：九節菖蒲運行路徑的起點在膻中，往身後走經過大椎，最後終點在腎。起則瀉，行則通，止則為補。）
4. 蒲公英是起點下焦，而獨活起點在頭，兩者為一陰和一陽，是最常用處方組合，可以促進全身氣血循環。蒲公英、獨活一起使用可以讓身體公轉增加，可長期使用且無副作用。
5. 預防健忘、失眠，可加桂枝1~2克，連翹6克，預防抑鬱症可加生麥芽4克（以上為10天份量）。

## 穴位按摩改善頭痛問題

利用「解纏技術（Unwinding Techniques）」由外往內滑動按壓風池穴、天柱穴、風府穴，可鬆解枕下肌群，緩解正偏頭痛。

### 風池穴

功效

《醫宗金鑑・刺灸心法》記載：「風池主治肺中寒，兼治偏正頭疼痛。」

### 天柱穴

功效

以現代解剖學，天柱穴恰位於斜方肌及提肩胛肌的起始點附近，治療此二肌肉之疾患自有特效。

## 風府穴

### 功效

風府穴是足太陽督脈陽維之會，風，指風邪；府，集聚處。穴當風邪易侵之處，《素問・風論》提到：「風氣循府而上，則為腦風。」所以，風府穴是中風的主治穴道，當然也是治療頭項強痛的穴道。

### 方法

可以藉由按壓後腦的風池穴、天柱穴與風府穴「解纏技術」來鬆解枕下肌群，二次的動作，不到5分鐘就能夠快速有效解決頭痛問題。

掃描QR Code看「中醫頭痛緩解穴道，讓你頭好壯壯不再頭痛」示範影片

## 落枕

許多人都曾經一覺醒來，突然發現脖子動彈不得，變成歪脖子了。一般所稱的「落枕」，西醫的醫學名詞為「頸椎急性關節周圍炎」或「頸肩肌筋膜炎」，這是非常常見的問題。落枕並非是中老年人的專利，雖然統計學上好發於20歲以後的青壯年，但國小學童我也治療過不少案例；以往在冬春兩季較為多見，現在因冷氣關係，夏天也會見到落枕疼痛的病患。

「落枕」是指頸部周圍組織與肌肉的拉挫傷，輕者數日可自癒，重者疼痛劇烈，甚至遷延數週不癒，嚴重影響工作和生活。落枕的發生有明顯的誘發因素，例如睡眠時頸部處於某一體位時間過久，或頸部受風寒等。患者往往會抱怨說，只是想活動一下脖子，「喀」一聲就突然感覺急性劇烈痠痛，肌肉好像緊縮成一團，然後頸部就像卡住鎖住似的，所以在門診經常可以看到病人是以手摸頸，而且頭固定在某一角度的姿態走進診間。

這是因為頸部肌肉（主要是胸鎖乳突肌、斜方肌、肩胛提肌）的急性痙攣疼痛，導致單邊轉動困難，甚至斜頸。患者頭部想要旋轉時，就會牽拉受損的肌肉而疼痛受限轉動角度，連帶頭部俯仰也會出現疼痛而活動困難。落枕的疼痛，一般多偏於患側，頭常歪向患側，疼痛向患側肩、項背部牽掣放射。受累及的肌肉有輕微腫脹痙攣，觸之僵硬，使頭部向患側偏斜，下頷偏向健側。頸項部活動欠利，不能自由旋轉後顧，如向後看時，須整個軀幹向後轉動。頸部肌肉痙攣壓痛，觸之如條索狀、塊狀等。有些經常性落枕，每次轉頭就覺得疼痛難耐、肌肉緊縮成一團的感覺。

## 頸部不適或落枕的頸部自我檢查

1. 檢查頸椎活動度：把頭緩慢向各個方位旋轉，看頸部是否出現疼痛。
2. 檢查頸椎出問題的部位：稍微低頭，從最突出的第七頸椎開始往上，手輕輕地按壓頸椎及左右兩側。如果出現壓痛，或者摸到條索狀、砂粒狀的硬塊，可能就是頸椎問題的所在。

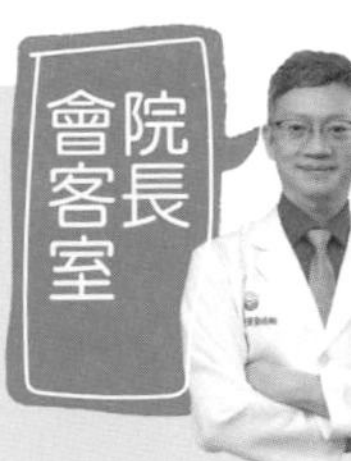


落枕，中醫稱為「失枕」，屬於「項筋急」範疇。許多患者入睡前並無任何症狀，晨起後卻感到項背部明顯痠痛，頸部活動受限。說明此病起於肝膽經絡循行的時辰（即晚上11點至凌晨3點），不僅與枕頭及睡眠姿勢有關，與睡眠狀態關係更為密切。

中醫認為，素體虛弱，缺乏筋肉鍛鍊，氣血不足，循行不暢，筋肉舒縮活動失調，或夜寐時頸項部外露，復遭風寒侵襲，致使經絡不舒，氣血凝滯，筋絡痹阻，僵凝疼痛而發病。頸部突然扭轉或肩扛重物，或經常低頭工作，頸肌慢性勞損，致使頸部筋肌扭傷、痙攣，也是導致本病的原因之一。

落枕患者經過數分鐘的徒手矯治或針灸治療，當下就可以獲得極大的舒緩，可見落枕並非單純肌肉損傷，因為肌肉拉挫傷導致的發炎腫脹不太可能在幾分鐘之內就可以獲得改善。因此，我個人認為落枕與神經、情緒受到壓迫關聯性較大，可能來自腦的本體發生障礙，或是失眠所引起。

我認為落枕是肝氣鬱結所致，因為壓力使肝的功能受到壓抑。臨床經驗發現，性格越認真的人越容易發病，因為他們太過緊張緊繃，導致日常生活中從脖子到身體的神經與肌肉出現各種異常狀況。「肝膽」是掌管「疏泄」功能，就是能使氣血津液流通順暢，讓五臟六腑保持正常機能運作，也能讓精神狀態保持安定。若是肝氣鬱結，壓力就會蓄積，而使神經異常刺激引起肌肉痙攣痠痛，頸項背部活動受限。所以，落枕是病人內在體質不良，又遇上風、寒、濕三種外來邪氣，侵犯足太陽膀胱經、手太陽小腸經及足少陽膽經與手少陽三焦經造成的。

## 第一類型：風寒濕型

這類型落枕主要是受到風寒濕等外邪侵襲所致，症狀表現為頸、肩、上肢竄痛麻木，以痛為主，頭部沉重，頸部僵硬，活動不利，惡寒畏風。舌淡紅，舌苔薄白，脈弦緊。

【治療原則】我通常用足太陽膀胱經的**葛根湯**搭配**獨活寄生湯**，可以疏風祛寒宣痹、通絡除僵止痛。

## 第二類型：氣滯血瘀型

這類型落枕主要是因為氣血運行不暢導致血液瘀阻所致，症狀表現為頸肩部、上肢刺痛，痛處固定，伴有肢體麻木。舌質暗，脈弦。

【治療原則】我常用**加味逍遙散**搭配**身**

**痛逐瘀湯**來治療，加味逍遙散能消散解剖列車的深前線的肝經氣滯，而身痛逐瘀湯則可處理解剖列車的螺旋線部位的血瘀，理氣與逐瘀同治頸項的轉側不利。

## 第三類型：痰濕阻絡型

這類型落枕主要是因為痰濕阻滯經絡所致，症狀表現為頭暈目眩，頭重如裹，四肢麻木不仁，納呆。舌質暗紅，舌苔厚膩，脈為弦滑脈。

【治療原則】這類型我大多用**溫膽湯**合**半夏天麻白朮湯**，溫膽湯可治療側邊足少陽膽經問題，而半夏天麻白朮湯能透過手少陽三焦經來通調三焦，兩方搭配可除痰祛濕，通阻活絡，促進筋骨關節靈活。

## 第四類型：肝腎不足型

這類型落枕屬虛證，主要是肝腎不足所致，症狀表現為眩暈頭痛，耳聾，失眠多夢，肢體麻木，面紅目赤。舌質紅且少津，弦脈。

【治療原則】我通常用**川芎茶調散**搭配**六味地黃丸**。失眠與工作壓力是現代人引發落枕、頭痛、肩項痠痛的主因，川芎茶調散可散風除煩熱，搭配六味地黃丸滋陰補肝腎，可以處理失眠壓力的問題，重新灌流脊柱腦脊髓液，增強身體的活力。

## 第五類型：氣血虧虛型

這類型落枕屬虛證，主要是由於氣血不足，不能濡潤筋肉，症狀表現為頭暈目眩，面色蒼白，心悸氣短，四肢麻木，倦怠乏力。舌淡，少苔，脈細弱。

【治療原則】通常以**補中益氣湯**搭配**小建中湯**治療，從後天脾胃補充手太陽小腸經的元氣，讓人如同在溫煦太陽底下一樣的輕鬆愉快、精神飽滿。

1. 注意頸項部的保暖，選擇合適的枕頭，糾正不良睡姿，是防止落枕的有效措施。
2. 如果是經常性反覆發生落枕，或是落枕治療一週之後仍未痊癒，甚至症狀加重，或是合併有發燒、噁心、嘔吐、暈眩、胸痛、延伸至上臂的疼痛等，有可能是較為嚴重的病因，如頸

椎椎間盤突出、頸椎神經或血管損傷，或是因其他全身性疾病併發的頸椎椎骨病理性骨折等造成神經壓迫所致，應儘快就醫做詳細檢查與治療。

## 茶飲改善落枕困擾

### 迷迭香薑茶

**材料**

迷迭香2克、生薑3片

**作法**

以上材料加250毫升熱水（約85℃）沖泡，稍燜3分鐘左右即可飲用。

**備註**

1. 可以加冰糖、黑糖或蜂蜜適量調味，風味更佳。
2. 迷迭香能舒緩肌肉疼痛、減緩肩頸僵硬、改善肌肉疲勞；生薑能促進血液循環、消除胃脹氣、發汗解肌（舒緩肌肉抽筋及肌肉痠痛）。迷迭香和生薑都是溫性的，二者合用可暖身，特別適合冬春時候手腳冰涼的虛寒體質者。
3. 迷迭香薑茶能發汗增溫、強化肝腎和心臟功能，使身體重新充滿活力。此茶的香味令人頭腦清醒，具有活化的特性，尤其適合在早晨飲用，用來喚醒身體活力，對於落枕、宿醉，緊張性頭痛有特殊效果。或是在午後精神疲勞、昏昏欲睡時喝一杯，有助於提神醒腦、增強記憶力，消除疲勞。現代人用腦過多，失眠頭痛、肩背痠痛的機率增加，一杯迷迭香薑茶，可以緩和頭脹頭重，讓腦細胞重新補充活力！
4. 迷迭香作用力強，用量不宜過多。孕婦、癲癇病患者、高血壓患者，忌喝迷迭香薑茶。

## 穴位按摩改善落枕困擾

### 落枕穴

**功效**

為經外奇穴，位置在手背面，第二、第三掌骨之間，掌指關節後約1公分處。

**方法**

用拇指的指腹按壓落枕穴，被按壓的那隻手的手指活動握拳再放開，可以加強穴位的指壓感覺。通常來說，哪一邊落枕，就在同邊的手背上找痛點；也可以兩邊手背一起按壓，選較痛那一邊來施作。按摩落枕穴的同時，緩慢活動頸部，讓頭頸輕柔緩慢地左右轉動，幅度由小加大，並將頸部由受限位置逐漸活動回到正常位置。頭部轉動時，以不出現疼痛的最大幅度為限。按摩3分鐘，一般情況下，落枕能即刻緩解消除。

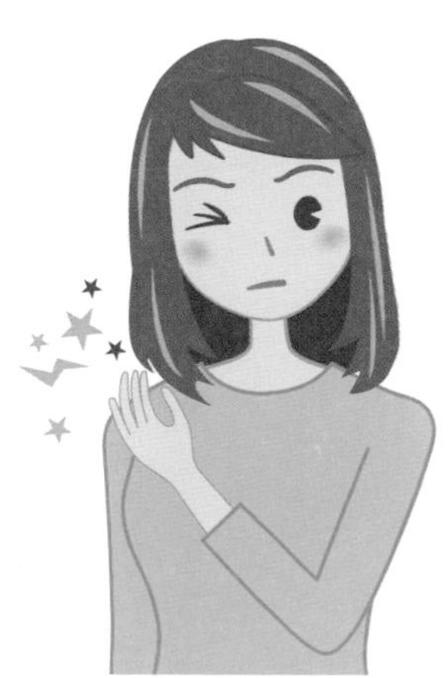

## ★落枕針灸治療後居家復健

### • 1～3天回家功課——晨起緩慢轉動頭部

每天早上起床後，尚未下床時，在床上緩慢轉動頭部，往疼痛方向轉，轉到底或感覺痛時，停留5秒鐘後再轉回來，重複2次，一次5分鐘。轉動頭部時動作宜緩，仔細聽可聽到頭髮與枕頭摩擦輾壓聲。

### • 落枕緩解50%後的回家功課——以頭部寫「永」字

用自己的頭部當作筆，在空中寫「永」字，讓頭頸部的肌肉得到上下、左右、前後各方位的活動，消除局部的氣血瘀滯、通經活絡。寫字時，動作宜緩，直到感覺頭頸部發熱時為止。提醒！千萬不可以隨意按摩或推拿，以免落枕症狀越來越糟。

### • 落枕緩解80%以上的回家功課——舒緩肩頸部肌肉

雙手掌向後壓前額，同時用額頭向前頂，完成從看前方到低頭看地板的整個動作（不用彎腰）。以七成左右的力道，一回3次，每次間隔30秒，一天3回。

掃描QR Code看「中醫舒緩肩頸小妙招！打通你的任督二脈，遠離落枕好健康」示範影片

# 腰痛

腰痛（Lumbago）又稱為下背痛（Low Back Pain）是常見的疼痛問題，與頭痛一樣，成因複雜多元，既可單獨發生也可能是疾病症狀之一。主要症狀為腰或腰骶部廣泛性疼痛，可能為壓痛、鈍痛、脹痛、刺痛、灼痛，範圍可局限於一個部位或散布至整個下背部。腰部壓痛點是腰痛的診斷特點，壓痛點大多分布在豎脊肌處，髂骨棘左右局部、骶骨後骶棘肌止點處或腰椎橫突處。急性發作期可能伴隨有肌肉痙攣，脊椎側彎和功能活動受限。部分患者可有下肢牽拉性疼痛，但無竄痛和肌膚麻木感。

多數腰痛患者有反覆發作的困擾，時輕時重，時好時壞，且遇到氣候變化或勞累時症狀會加重，休息時減輕，適當活動和經常改變體位時減輕，活動過度又會加重。腰痛患者的脊椎活動大多無異常，也無明顯腰肌痙攣，少數患者腰部活動稍受限。部分急性閃腰或椎間盤突出會出現劇烈痛而受限，甚至腰不能挺直而用兩手撐腰，藉此防止因活動而發生更劇烈的疼痛。

西醫對於腰痛的治療效果有限，主要是內服或外用一些抗炎鎮痛藥，疼痛明顯者

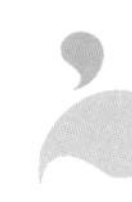

可能需要局部注射麻藥和類固醇。治療腰痛，中醫有獨到之處，治療方案較多元，包括針刺療法、手法推拿、小針刀療法、中藥內服外敷等，其中針灸療法和推拿療法效果可靠，但是應該由有經驗的中醫師來施治，患者切不可模仿高難度動作，以防損傷腰椎，造成更大損害。

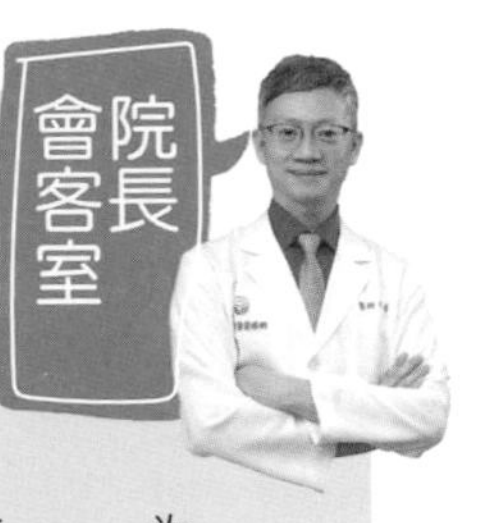


腰痛的正統西醫病名為「腰肌筋膜炎」，中醫稱「腰肌勞損」，又叫做腰部傷筋、損傷腰痛，發病率非常高，是傷科的常見病之一。中醫對腰部筋傷早有認識，從淳于意寫下第一個腰痛醫案至今已有二千多年的歷史。

《內經》指出：「腰為腎之府」，隋代以後，提出了「腎主腰腳」[31]的論點，認識到腰痛可牽涉到下肢痛，並與腎有密切關係。說明腰痛的病因，除了年老體衰的自然老化因素，外傷勞損（跌仆閃挫）、外感風寒濕熱之邪，並與內在臟腑經絡有密切關係。

氣滯血瘀、筋骨不合是腰痛的主要病理改變。我們知道腰椎是脊柱負重量較大、活動又較靈活的部位，主要用以支撐維持人體上半身的重量，可做前屈、背伸、側彎、旋轉等各個方向的活動。它在身體各部運動時，有著樞紐維繫的功能，是日常生活和勞動中活動最多的部位之一。因此，腰部的肌肉、筋膜、韌帶、小面關節、椎間盤等結構非常容易受損，因而產生一系列腰部筋傷的症狀。

臨床治療腰痛問題應分辨疾病的新久、虛實、在經絡或在臟腑。新病大多是經絡氣滯血瘀，實證較多；久病腎虛，臟器失調，多為虛證。

## 第一類型：寒濕腰痛

這類腰痛為感受到寒濕之邪所致，寒為陰邪，陰邪會凝滯，侵襲經絡會導致氣血運行不暢，因而腰痛。主要症狀表現為腰部冷痛重著，轉側不利，靜臥不減，寒冷跟陰雨天的天氣變化，會使得病情加重。舌苔白膩，脈沉。

【治療原則】我通常使用**獨活寄生湯**搭配**麻黃附子細辛湯**，再加上杜仲、雞血藤等藥物，用以散寒祛濕，溫通經絡。

## 第二類型：濕熱腰痛

這類腰痛為感受到濕邪與熱邪所致，濕性重著，若與熱邪合而為病，若因濕蘊而生熱，致使筋脈阻滯不暢而腰痛。主要症狀表現為腰部疼痛，身體困重，腰痛處伴有熱感（發炎反應），暑

熱天或雨天疼痛加重，活動後可減輕，小便色黃，舌苔黃膩，脈象因發炎而呈現滑數脈。

【治療原則】臨床治療以清熱利濕，舒筋通絡為主，我經常使用**四妙散**搭配**萆薢分清飲**，加忍冬藤、木瓜、甘草等藥物，若有痛風病史可再加土伏苓。

### 第三類型：瘀血腰痛

若因跌仆損傷，或體位不正、用力不當，致使腰部氣血運行不暢，氣血阻滯而留瘀所致的腰痛，其疼痛性質非常有特色，刺痛（如錐如刺），且痛有定處，痛處拒按，日輕夜重（夜晚時血管過度收縮，白天時陽氣較高，血管會擴張），輕者俯仰不利，重者不能轉側，體內有瘀者，舌診有瘀斑色暗，脈為澀脈。

【治療原則】我通常使用張錫純《醫學衷中參西錄》的**活絡效靈丹**，以行氣活血、舒筋祛瘀。

### 第四類型：腎虛腰痛

腎虛腰痛大多因為腎精氣虧虛，不能溫煦濡養腰府所致。主要症狀為腰部隱隱作痛，痠軟無力，喜按喜揉，足膝無力，纏綿不癒，遇勞更甚，臥則減輕。若屬腎陽虛者，局部會發涼，腰痛反覆發作，小腹拘急，面色虛白，肢寒喜暖怕冷。若屬腎陰虛者，還會有心煩失眠，口燥咽乾，面色潮紅，手足心熱

（因陰液不足，無法潤滑手足所以產生熱象）。

【治療原則】臨床治療目標為填精益氣，肝腎同補，筋骨同調，需先分辨屬腎陽虛或腎陰虛才能對證用藥，主方為**虎潛丸**，腎陽虛者搭配**濟生腎氣丸**，腎陰虛者則搭配**知柏地黃丸**。

我在臨床治療腰痛問題，除了辨病辨證給予相應方藥，通常都會加上「**逍遙散**」[32]。因為逍遙散是從肝論治，肝主疏泄，調暢一身氣機的作用，若肝膽疏泄如常，則氣行血暢，人體自能安然無恙，何患腰痛之疾；再者，從五行來說，肝屬木，腎屬水，腎、肝二臟，屬母子關係；實則瀉其子，虛則補其母，即腎實則瀉其肝，肝虛則補腎。此外，從解剖列車的深前線（主導咀嚼吞嚥、呼吸、生殖排泄）角度來看，此線與中醫的肝經相應，因此可以治療咳嗽（橫隔膜）、腰痛（髂腰肌）等問題。

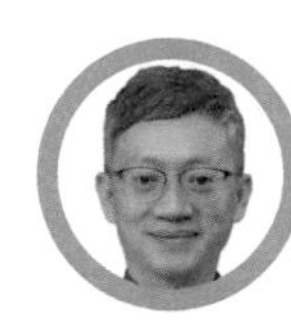

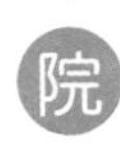

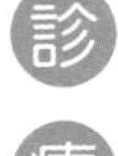
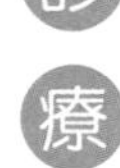
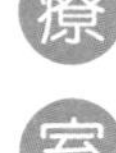
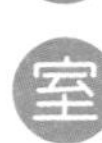

腰痛在治療過程中以及後續康復治療期間，要減少做使用腰部力量的高強度體力活動，甚至可能局部時間限制動作，目的是減輕疼痛，消除腰部肌肉疲勞。

儘可能固定腰椎（可穿著護腰輔具）避免腰椎骨質增生，但是此方法容易引起功能喪失，腰肌萎縮，誘發其他病變，因此建議同時進行腰部核心肌群的訓練（如拱橋式），以強化腰部力量，避免發生併發症。

臨床上腰痛大致分兩種情況，一種是久坐起身腰痛，另一種是後仰腰更痛，這些都是深前線（肝經）的髂腰肌所引起的問題。因此除了伸展髂腰肌，練習呼吸穩定腹內壓是主要重點。

中醫有所謂的「五音」——宮、商、角、徵、羽，其中羽代表腎、代表水，台語的羽讀成「嗚」。中醫的呼吸，吐氣是心肺功能，吸氣是肝腎主導，又腰為腎之外府，因此腰痛者可採以下呼吸方式：慢慢從鼻吸氣進入胸腔至少花4秒鐘使空氣充滿胸腔，憋氣4秒鐘，再慢慢將氣全部吐出來，隨著吐氣的時候發出「羽」的台語讀音「嗚—」，持續吐氣至少6秒鐘才把氣吐完為止。需要注意的是，「羽」的聲音要從丹田處發出，且聲音與身體必須產生共振。吐氣結束，一樣暫停4秒，重複這樣練呼吸的方法數次，直到出現呑嚥、打哈欠、嘆息的反應或持續5分鐘再休息。這樣練呼吸的方法可以啟動迷走神經的腹側分支，就可以穩定腹內壓，進而緩解筋膜肌肉的緊繃狀態。

## ★拱橋式改善腰痛問題

●功效

可使淺背線和深、淺前線筋膜放鬆，改善骨盆前傾，緩解腰痛、坐骨神經痛。因為緊實腹部，強化臀部肌肉，所以也可以解決漏尿，駝背問題。

●方法

1. 仰臥墊上，雙腿屈曲，後腦勺貼地，背部緊貼地面，固定骨盆，屁股收緊，腳掌平貼地面，雙手放身體兩側，手和足跟距離一拳頭遠。
2. 以雙足、雙肘和後頭部為支點（五點支撐）用力將臀部抬高，如拱橋狀。反覆10次，於睡前和晨起各做一次。

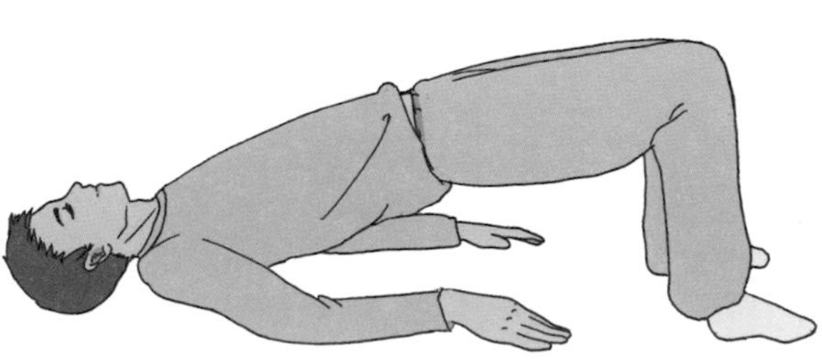

掃描QR Code看「改善腰痛一起來！讓你的腰部筋骨順暢，拱橋式改善腰痛」示範影片

## 茶飲改善腰痛問題

### 腰痛小小方

**材料**

蒲公英7克、瓜蔞仁6克、厚朴4克、香附4克、獨活8克、桂枝7克或肉桂6克（下焦骨盆專用藥）、杜仲1克

**作法**

1.以上藥材打成粗末，分成10份，以過濾袋裝袋。

2.取一份以300毫升90℃的熱開水沖泡，燜1分鐘即可取出藥包，重複回沖2次，將三杯混合成一杯，當茶飲用（不拘溫冷）。

**備註**

1.此小小方藥材藥氣迅行，不宜燜泡超過1分鐘。一天一包，連續吃5天為一療程。

2.腰痛小小方溫和又可補肝腎、強筋骨、通經活絡，有助改善因肝腎不足、體虛勞損引起的腰痠背痛、腰疼膝冷。若有腰痛局部瘀腫可以再加上益母草8克，可利水消腫；椎間盤問題可再加上知母4克（以上為10日份量），可撐寬撐高椎間盤。

3.蒲公英、獨活可以通上徹下，無處不到。香附提供橫膈膜的動力，能將中焦能量透過公轉路線越膈運到上焦膻中。瓜蔞仁降肺補腎，其起點在上焦肺，過外焦，到終點腎區，滲透到腸道，可去除上焦水，適用於上焦水多（例如胸水）、上焦功能性疾病、大便乾、舌尖瘀滯等症。蒲公英（主下焦）、香附（主中焦）、瓜蔞仁（主上焦）、獨活（主外焦），四味合用可以促進公轉。

4.厚朴可以掏空中焦，減輕中焦腹部壓力，促進下焦能量上升，並將多餘的能量和物質，透過大便排出，因此可以減輕腰部壓力促進腰部血液循環及肌肉勞損的恢復。

5.杜仲主要提供命門動力，屬補腎藥，單

獨泡茶可以預防腰疼。杜仲起點在腰，經過尾閭，增加尾閭周圍的濃度，終點在下焦會陰。杜仲與五味子同用是治高血壓症（尤其舒張壓高）的特定藥。

## 穴位按摩改善腰痛問題

### 委中穴

功效

委，委頓也，委屈也。突然觸及此穴，令人下肢委頓，立即跪倒。《靈樞經》謂：「委而取之」更以本穴在膝膕窩正中，委曲之處，故名「委中」。可治腰脊背痛、半身不遂、風痹、遺尿、轉筋等症，諸證之近於委痹者。本穴是足太陽膀胱經合穴屬土及膀胱經的隙穴。合穴是脈氣自四肢末端至此，最為盛大，猶如水流合入大海。合穴位於肘膝關節附近，是經氣由此深入，進而會合於臟腑的部位。隙是筋骨空隙之處，氣血深聚所在，凡有氣血有瘀阻時最適用。因此臨床上以委中穴治療腰痠背痛，甚至牽連雙膝痠軟極有效用。

方法

雙手大拇指按壓著委中穴，同時屈膝膝蓋往前，注意膝蓋不要超過腳趾。吸氣4秒屈膝往前，吐氣6秒緩慢回到原位，一次至少3回。

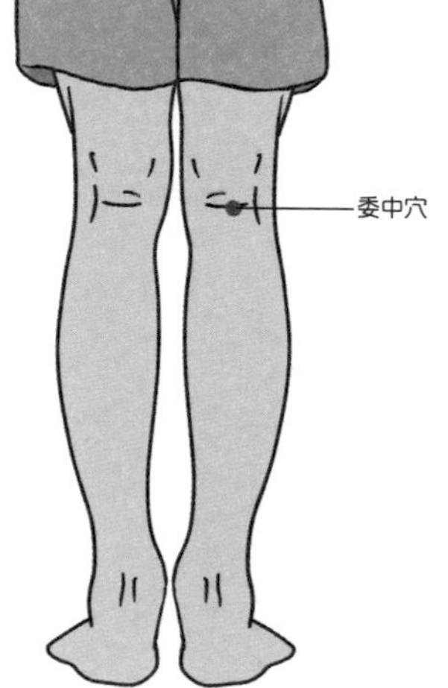

28 指甲屬筋膜延伸出於體表的一部分，為肝藏餘氣所化，故指甲亦屬肝膽系統，所以西醫治療灰指甲的藥物才會有傷肝的副作用。

29 關鍵點療法——蔡忠憲老師。

30 整體醫學課程——台南陳聖賢老師。

31 夫勞傷之人，腎氣虛損，而腎主腰腳，其經貫腎絡脊，風邪乘虛，卒入腎經，故卒然而患腰痛。（出自《諸病源候論》）

32 治血虛肝燥……肝火乘肺故欬嗽……火盛爍金，不能生水，故口渴便秘。（出自《醫方集解・逍遙散》）

# 2.6 皮膚問題，從肝顧起

門診中經常可以見到一些患者因為擔心肝臟有問題而來求診，但經過詳細的望、聞、問、切診之後，往往會發現其實最根源的問題出在皮膚疾病上。許多病患苦於皮膚發癢，拚命擦西藥止癢或服用抗組織胺等藥物，但這些都只能暫時改善症狀卻未根治，甚至有些人已經抓到破皮流湯、皮損，更甚者皮膚增厚變苔癬化。

西醫認為肝臟是代謝營養及藥物與解毒的器官，正如經常可見的廣告詞，「有痘痘、有斑點，睡前一顆敏肝寧……」，這樣的印象深植人心。我們中醫理論也常將皮膚症狀和肝臟功能連結，所以當皮膚出問題時，普羅大眾就會聯想到「是不是肝有問題」、「肝毒排不出去」？實際上，肝膽與皮膚疾病的確有相關之處。

引發皮膚問題最常見的有皮膚搔癢、濕疹等，或是藥物過敏、感染性疾病（如帶狀皰疹）。少數可能是其他非內科疾病（如甲狀腺問題、糖尿病）的外在表現。而以中醫觀點來說，膽汁是肝的精氣所化為精汁，內藏於膽。肝的疏泄可調暢三焦氣機，而協助脾升（脾氣散精，上歸於肺）胃降（食糜由胃進入腸道）；膽汁的正常分泌輸泄則需要肝的疏泄，才能參與脾胃運化。中醫肝的疏泄作用包含了肝臟的膽紅素代謝機制，當膽紅素代謝出問題，膽紅素無法順利經由肝臟排出（疏泄失常），沉積在體內肝氣阻痹，膽汁外溢導致黃疸，就可能進而刺激皮膚發癢，好發在有膽結石、肝硬化、肝癌等造成膽道阻塞的患者。又如病患有三酸甘油酯過高，使得由肝主管的通道（神經、血管、筋膜等條狀組織）內的津血流通不暢，形成瘀血痰濕，阻滯肝經而在肝所代表的毛髮（眉毛）前端的眼周出現膽固醇沉積造成的黃色瘤（Xanthelasma），如下圖。

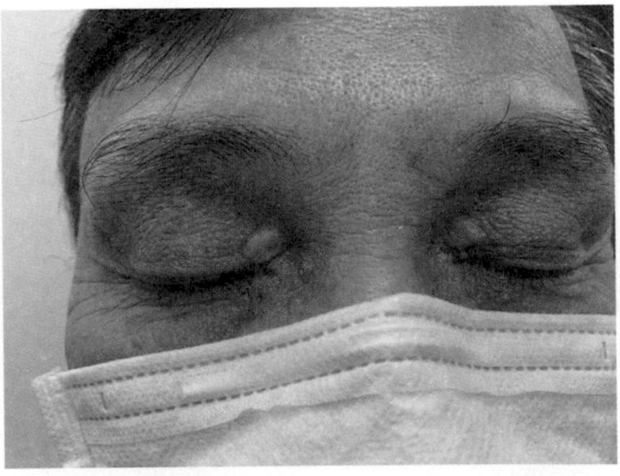

肝相關的皮膚問題很多，例如：黃疸或色素沉著造成膚色改變；肝硬化病人可能會有蜘蛛痣（好發於面部、上胸部）、腹壁靜脈曲張、手掌紅斑等皮膚血管異常；皮膚血

管的併發症（如皮疹、蕁麻疹、小腿潰瘍皮損等），這是因為肝主情志的疏泄，影響神經內分泌系統，導致皮膚血管出現病症；此外，由於肝，其華在爪，爪甲屬於筋膜延伸出於體表的一部分，因此肝血不足則指甲色澤枯槁、灰指甲、指甲脆弱等指甲問題，也是從肝論治。此章節我們主要介紹「帶狀皰疹」與「濕疹」病症。

## 帶狀皰疹

帶狀皰疹俗稱「皮蛇」或「飛蛇」，因為水泡會沿神經在皮膚的支配區域形成條狀（帶狀），猶如一條蛇纏身，經常有人傳說，若皮蛇繞成圈就會死亡，其實這是錯誤的認知。

帶狀皰疹的起因是「水痘帶狀皰疹病毒（Varicella Zoster Virus, HZV）」於體內再度活化，兒童時期初次感染水痘帶狀疱疹病毒時形成水痘，痊癒後病毒長期潛伏在神經節，約10～20％成人會復發。由於皰疹感染是水泡群聚在一起，且大多沿著神經皮節（Dermatome），因此稱為「帶狀疱疹」，通常侵犯單側的特定感覺神經支配區域內（常見於單側肋間神經及三叉神經分布的區域），不會超過身體的中線，除了最常見的腰部，臉部（眼睛、耳朵）、生殖器官、膝關節也可能發生。

任何年紀的人都有可能得到帶狀皰疹，但是多數為50歲以上及免疫力較差的人，當免疫功能低下時（如過度勞累或受到創傷），或有某些傳染病（如上呼吸道感染）、某些惡性腫瘤（如惡性淋巴瘤、慢性淋巴細胞白血病），服用了某些藥物（如砷劑、免疫抑制劑等）及有紅斑性狼瘡、天疱瘡等疾病者，容易誘發病毒復發。

目前西醫治療以止痛、抗病毒、預防感染為主，目的在於緩解症狀、縮短療程、抑制炎症過程、防止繼發性感染、減少神經痛的後遺症，但這些治療方式過於單一且綿長，出現帶狀皰疹後遺神經痛機率較高，到後遺神經痛階段，使用抗病毒藥物無意義，臨床療效不盡人意。中醫對帶狀皰疹的治療，除了根據病因、症狀表現，以辨證方式給予適當治療，因為隨著病程發展，從初期到後遺症階段，病理變化各有所異，此時中醫的多元治療方法具有絕對優勢。

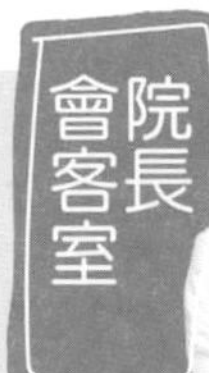

## 院長會客室

中醫根據帶狀皰疹發病部位的不同有不同的名稱。發於胸腰部者稱「串腰龍」、「纏腰火丹」；發於顏面、下肢者稱「蜘蛛瘡」、「蛇串瘡」。患者發病前常自覺患處有刺痛和灼痛感，數日後皮膚出現成簇的表面光滑、似珍珠狀的水泡，沿外圍神經分布排列成帶狀。水泡自米粒至綠豆大，當水泡變成灰色或灰褐色時，則乾涸或潰破，脫皮結痂而癒。

中醫認為帶狀皰疹是因情志不遂、肝鬱氣滯、鬱久化熱而發病。門診中可發現，皮膚病患者最難受的不是皮膚有傷口或流湯，而是伴隨而來難以忍受的癢，或是神經痛，這些不適感，除了影響日常生活，對情緒影響尤為明顯。情緒在中醫理論是屬「肝」所管，身體的氣血也是要靠肝的通道，因此，抓住肝膽病機，就等於掌握皮膚癢痛等疾病的治療命脈。

### 第一類型：柴胡龍膽系類型

帶狀皰疹患者若是帶有弦數脈，一般我會使用柴胡龍膽系列的處方，如**柴胡加龍骨牡蠣湯**、**龍膽瀉肝湯**，具有清熱燥濕，涼血解毒止痛之功。

《傷寒雜病論》裡的柴胡加龍骨牡

蠣湯原本用於傷寒誤治造成正氣損傷，以致出現譫語（一直抱怨病症，重複述說）、胸滿煩驚等症狀，在現代則常應用於精神分裂、失眠、焦慮等疾病。

龍膽瀉肝湯出自清代的《醫方集解》（引《太平惠民和劑局方》），主治肝膽實火及肝經濕熱所引起的諸多病症。被廣泛應用於治療高血壓、脂肪肝、失眠、糖尿病、急性腎小球腎炎、慢性前列腺炎、多囊性卵巢症候群、子宮頸糜爛、陰道炎、濕疹、帶狀皰疹、痤瘡、急性結膜炎、急性鼻竇炎、急性中耳炎等疾病，治療效果顯著。然而龍膽瀉肝湯多為苦寒藥物，易損傷脾胃，因此不宜久服。

---

## 第二類型：升麻葛根湯證

帶狀皰疹患者若是帶有虛大脈，我通常使用**升麻葛根湯**，有清熱解毒、解肌透表之功。服用之後帶狀皰疹的疼痛症狀2～3天就消減大半，3～5天水泡就可以消失結痂。相較於一般病程的2～4週快許多。

升麻葛根湯的藥味有升麻、葛根、金銀花、白芍及甘草，其中升麻與葛根都是辛輕之品，能發鬱陽明表邪。升麻的用量要大，才可以透發疹子。若是患者有嗅覺不靈敏（例如新冠肺炎後遺症），這是清陽不升，此時需重用葛根（50克），葛根出自《神農本草經》，為輕揚升舉之藥，可升舉清陽，清陽得升，藏於陰霾的濁氣得降，而達升清降濁之功，正是「離照當空，陰霾自散」。

此外，夏天常見被蚊子叮後，皮膚有明顯紅腫反應，並非感染，而是對蚊子唾液內的物質過敏，醫學名稱為「史基特症候群」，這種蚊蟲咬後數小時內就發生大面積局部炎症反應，若叮在臉部，甚至眼皮，臉部整個都會紅腫，在四肢可能造成整隻手或腳腫起來，有時甚至伴隨輕微的發燒，也可以搭配使用升麻葛根湯水藥來緩解症狀。

## 第三類型：皰疹後神經痛

帶狀皰疹發病突然，病程發展迅速，若無法及時地有效治療，易形成「皰疹後神經痛」，也就是當皰疹皮膚損傷癒合後，疼痛感仍然存在，皮損區域範圍會有搔癢、輕觸痛（即使穿戴衣服的輕微碰觸，也會有令人難以忍受的疼痛感）、神經刺痛等後遺症，時間可能長達數月至數年之久，因而影響生活品質。

針對「帶狀皰疹後神經痛」的治療，依據美國神經學會的建議準則，用藥包括：Antidepressants（TCAs）、Anticonvulsants（Pregabalin、Gabapentin）、Lidocaine Patch和Analgesic Drugs（Opioids就是鴉片、嗎啡）。口服TCAs會有抗膽鹼的全身副

作用，例如：口乾、鎮靜、尿滯留等；Pregabalin、Gabapentin常見的副作用則包括眩暈、嗜睡；而Opioids，恐有成癮和呼吸抑制的風險。根據我的臨床經驗，服用中藥治療除了痊癒率與總有效率明顯提高之外，以中醫藥治療的患者，發生皰疹後神經痛的比例也比較少，可見中醫對於帶狀皰疹的治療效果非常良好。

我通常使用上述帶狀皰疹常用中藥之外，還會添加白殭蠶、延胡索等通絡止痛中藥來加強療效。若是帶狀皰疹後的神經痛是新發生，且在一個月之內的，在局部放血或毫火針處理瘀血疼痛，可以更快達到鎮痛的效果。不論是多年前感染帶狀皰疹所殘餘的神經痛，還是新發生之後的後遺症，除了依據中醫理論辨證針刺放血治療之外，還可以使用NLP（神經語言程式學）中的NHR（神經催眠再模式化，參見P.274）技巧來緩解不適症狀。

## ★帶狀皰疹的分期論治觀點

帶狀皰疹的水泡初期雖然以肝膽濕熱型最為多見（約占50％），一般來說可以選用**龍膽瀉肝湯**治療，但還有約30％的陽明實熱型患者，就不能用龍膽瀉肝湯治療，而要使用**升麻葛根湯**。此外，幼兒因為氣血體質因素，皰疹初期用藥最貴和平，兼養營氣，若過用清

涼，未免傷其胃氣，全用疏風解表類方藥，未免虛其表氣，所以就不能使用龍膽瀉肝湯或升麻葛根湯，而要使用**除濕胃苓湯**加減，這是治療兒科或老人的第一選擇。

帶狀皰疹的後期，往往濕已去、熱已清，毒已除，殘存症狀幾乎以氣滯血瘀為主，當用**補陽還五湯**、**桂枝芍藥知母湯**等補氣活血兼化瘀止痛之法治療，不能一直用龍膽瀉肝湯治療到底而不變方。

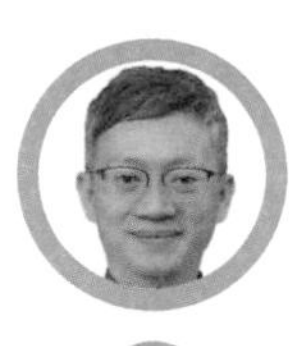
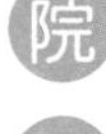
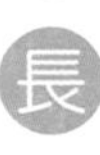
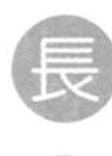
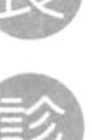
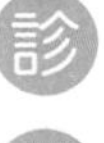

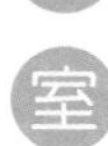
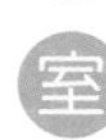


## 茶膳改善帶狀皰疹

### 茯苓薏苡仁粥

**材料**

茯苓7.5克、薏苡仁30克

**作法**

1. 加入適量清水。
2. 大火煮沸後轉小火，熬煮至成粥狀即可。

**說明**

1. 每日1次，溫服。5天為一個療程，休息兩天，再持續吃，建議持續吃四週（皮膚更換的自然時程是28天一回）。
2. 茯苓薏苡仁粥可利水消腫、健脾、滲濕，老年脾虛濕盛者最宜。帶狀皰疹、水痘等症，建議服用中藥時要加上服用茯苓薏苡仁粥。

3. 買不到茯苓，可直接吃薏苡仁，一天至少一兩（37.5克）的份量才會有效，可空腹代早餐。薏苡仁有健脾滲濕作用，藥理實驗對皮膚癌瘤有抑制作用，也可以用在病毒疣、扁平疣、汗皰疹等疾病。如果單獨吃薏苡仁一個月會感到厭煩，可以加紅豆烹煮，但是不宜加綠豆，因為綠豆會解百藥毒，薏苡仁的藥效會被解掉。

## 穴位按摩改善帶狀皰疹

### 太衝穴搭配湧泉穴

**功效**

太衝與湧泉相對。太衝屬肝，肝主筋，湧泉屬腎，腎主骨，足少陰腎經根於湧泉，猶如天一之水由地下湧出。兩穴一起按壓，肝腎同調，筋骨同補，清熱滋腎，除煩寧神，促進身體疲勞虛弱的復原。

**方法**

需要按壓兩穴至足心轉熱為止，用以引熱下行，才有恢復疲勞之功。每天做3～5次。

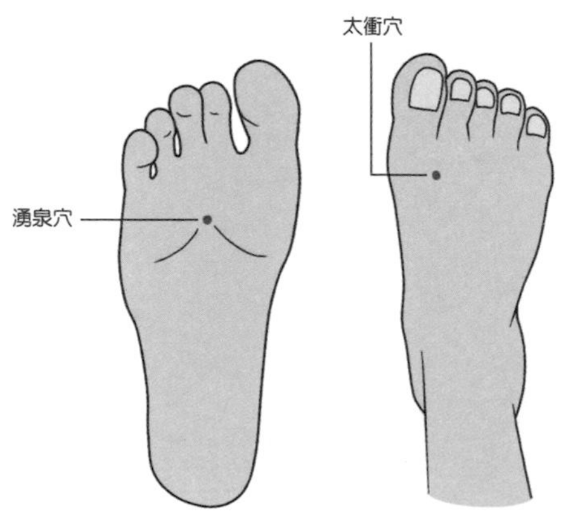

## 陰陵泉穴

● 功效

陰陵泉位於膝之內側，脛骨上端，髁突下，凹陷中，喻猶陰側陵下之深泉也，可以引出深淵泉水來澆灌消除帶狀皰疹的濕熱脹痛等症狀。

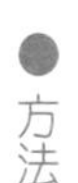

● 方法

直接按摩穴位局部的按壓疼痛處或局部肌肉緊繃結成硬塊的區域，直到感覺明顯痠脹。每天做3～5次。

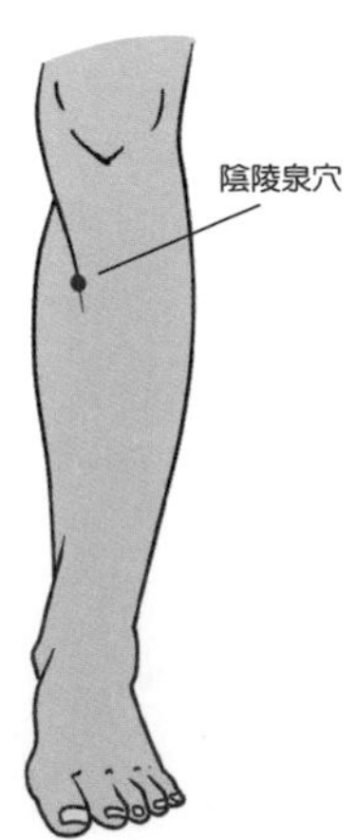

## 濕疹

濕疹是皮膚科最常見的疾病，卻也是最讓人困惑與困擾的問題，似乎只要是皮膚問題都會被歸類為「濕疹」。濕疹範圍很廣，從接觸性皮膚炎、汗皰疹，到四肢的異位性皮膚炎、錢幣型濕疹，和因為過度神經癢的慢性單純苔癬（局限性神經性皮膚炎），還有和異位性皮膚炎息息相關的脂漏性皮炎，相對的也有缺脂性皮炎（乾燥性皮膚炎），例如中醫講的溫經湯方證的魚鱗甲錯，這些會讓皮膚產生發炎、紅腫、組織液滲出或脫屑的皮膚問題，都可以歸屬於濕疹，所以臨床上也常以皮膚炎跟濕疹互稱。

有些患者會問，到底皮膚乾的脫屑是濕疹，還是有水泡的才叫濕疹？其實這與濕疹類型及病程有關。

西醫皮膚科外用藥物處理的原則，一般越是急性的病兆，要用越溫和的方式治療；越是慢性的病兆，要用越強烈的方式治療。因為急性期皮膚細胞已經受到傷害水腫了，若再用刺激性強的藥物會皮膚損傷更加惡化；而慢性期皮膚已經增厚，對藥物的吸收力變得很差，若再用溫和或中、弱度的藥物則無法吸收，效果會不好。

## 濕疹病程

| 病程 | 症狀 | 治療 |
|---|---|---|
| 急性期 | 皮膚很紅，有水泡，很癢。 | 抗生素或類固醇（預防發炎） |
| 亞急性期 | 皮膚為粉紅到紅色，水泡較少見，會脫皮但還未到苔癬化的狀態。 | 抗組織胺（止癢） |
| 慢性期（癢疹 Prurigo） | 皮膚不紅，甚至是有點暗沉，皮屑變得較多，摸起來比起正常的地方厚，紋路多皮溝明顯，角質層增厚苔癬化（Lichenified）或角質增生裂開（Fissuring）。 | 類固醇 |

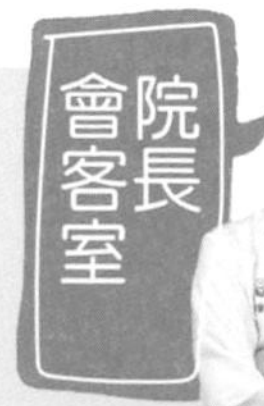


濕疹在中醫稱為「濕瘡」、「浸淫瘡」，依照部位不同，還有旋耳瘡、四彎風、羊鬍子瘡、乳頭風等名稱之別。中醫認為濕疹是病患素體稟賦不耐，又感受到外風侵襲，濕熱內生，蘊積肌膚而成。

與西醫相同，根據患者症狀表現也分為急性期、亞急性期及慢性期三個期別，一般遇到病患亞急性皮膚炎，通常可以看到只有脖子上的皮膚有病變，所以是從局部問題去思考，例如是否接觸到什麼東西；如果是全身性皮膚的病變，我們會從系統性的問題去著手，例如是否因為吃藥、飲酒引起的反應。臨床治療需要辨清病程與症狀表現而後施予相應處方。

*註：治療濕疹我通常依循趙炳南老師的經驗處置，趙老師認為，「善治濕疹者，當可謂善治皮膚病之半。」

## 第一類型：熱盛於濕（急性期、亞急性期）

濕疹的急性期和亞急性期濕疹具有較為明顯的濕象，其發病機理不外乎濕熱內蘊，臨床治療依熱與濕的輕重而用藥不同。

熱盛於濕的類型，患者的紅疹腫脹灼熱成片，水泡密集，皮膚滲液多，搔癢無休，大便乾硬。

【治療原則】心肝火盛是導致急性炎症皮膚病的重要原因，我常用**龍膽瀉肝湯**加上以清心火為主的「**三心方**」（蓮子心、連翹心、生梔子），可以清瀉肝膽實火，同時增加清心瀉火之力。二方配合使用再加入除濕疏風之品，臨床治療急性濕疹、急性皮炎、帶狀皰疹、過敏性皮炎、藥疹等急性炎症皮膚病（尤其熱盛於濕型），臨床治療效果非常好。

### 第二類型：濕盛於熱（急性期、亞急性期）

急性期和亞急性期濕疹，若是濕盛於熱，通常紅疹抓破之後的滲液較多，有搔癢，患肢浮腫，納食腹脹，便溏，面色萎黃，舌淡，苔白膩，脈沉無力。

【治療原則】臨床治療宜健脾利濕，我大多使用**參苓白朮散**合**三妙散**加減。

### 第三類型：血虛風燥（慢性期）

濕疹若遷延不癒演變成慢性濕疹，此時期西醫稱「癢疹」，中醫稱作「馬疥」，患者的皮膚較厚（脾濕），經常搔抓而致皮膚表面粗糙，角化增厚，周圍色素沉著，皮損呈結節或疣狀，好發於四肢伸側，尤以下肢伸側最為常見，因為非常順手，一抓就中。

這類型患者的療程較長，以我的經驗至少需要三個月到半年以上，因為皮膚替換一次，從基底母細胞到角質層脫落要28天，過厚的皮膚需要數個代謝週期才能恢復，因此需要耐心配合醫師的治療計畫，以免病情遷延不癒反覆發作。

【治療原則】慢性濕疹治療我習慣使用**除濕胃苓湯**。皮膚出現乾燥、粗糙、肥厚、角化等一系列燥象而無水泡、滲出、糜爛等情況下，為何仍用治濕之法呢？因為濕邪有重濁、黏膩的特點，病理過程遷延日久，濕邪停滯，日久化燥，肌膚失養，是導致慢性肥厚性皮膚病的關鍵，故仍以治濕為本。

---

## 【案例】

年輕男性性子急，又過度碰水和清潔劑所導致的手部濕疹。來就醫時，他的不舒服症狀已經持續二週以上。

這位患者因為病機是肝脾不合，因此我使用**加味逍遙散**和**參苓白朮散**，再加上荊芥、地骨皮、白鮮皮、桂枝、連翹等藥，一天分作三包服用，好吃不苦，二週奏效，完全恢復，不留痕跡。

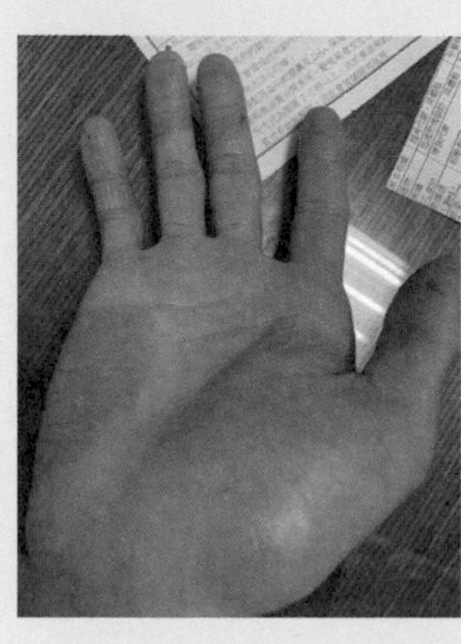

皮膚會癢加荊芥治標，另外，也可以使用蒺藜子（又叫刺蒺藜、白蒺藜，不是沙苑蒺藜，沙苑蒺藜是補腎的）、防風等，都可以用來止癢。桂枝與連翹，依空間醫學理論的由陰轉陽，將物質轉成能量，也可以解毒。皮膚病的治療，一定要注意情緒這一塊，所以我常常使用加味逍遙散來治療，好吃不苦，服用之後諸症驅除，當然人就逍遙愉快。

日本漢方也常用加味逍遙散加地骨皮、白鮮皮，專門治療手部濕疹，尤其鵝掌風、富貴手。

## 院長診療室

1.急性期有水泡，可用濕敷、冷敷的方法，以吸收表面的滲出物，讓水泡滲液先乾燥。皮膚科有一個有趣的現象，濕性會滲水的病兆，用濕敷，因為它乾燥時會使水分從皮膚表面蒸發掉，濕敷後皮膚反而會變的乾燥。

2. 急性期禁止使用刺激性強的藥物，以免加重病情。

3. 隨身準備不含類固醇的藥膏、乳液，或紫雲膏，一有癢感馬上用無名指輕輕塗擦，因為無名指是手指裡面最輕柔的力道，而非直接動手用食指或五指摳抓。

4. 換藥或擦藥時，不要用水沖洗皮膚，特別是禁用熱水、肥皂或消毒藥水燙洗，可用棉棒沾植物油從內向外擦乾淨。

5. 濕疹患者應剪短指甲，避免抓搔或燙洗，使皮疹泛發而加重病情。

6. 服用西藥裡的抗過敏藥物有頭暈、嗜睡的副作用，用藥後要注意安全，尤其是司機及高空作業者，在工作期間禁止服用抗過敏藥物。

7. 濕疹一定要戒除內含基因改造的大麥、小麥、玉米等麵粉製品，所以我通常都對小朋友說：香酥脆的餅乾不可以吃呦！

## 茶飲改善濕疹問題

### 三豆湯

**材料**

黑豆、綠豆、紅豆、黃豆，任選三種豆等量，可以均為一湯匙的量。

**作法**

1. 將豆洗淨備用，加入豆子份量三倍的清水。
2. 以大火滾開之後轉小火，煮至豆皮破裂即可，去豆留湯。

說明

1.每日1次，每次1碗。三天為一個療程。

2.三豆湯出自宋代朱佐的《朱氏集驗方》，可以保養肌膚，清熱解毒。用來治療莫名的體溫過高、發燒也很有效。

## 穴位按摩改善濕疹問題

曲池與血海是很好用的止癢穴位，按摩或敲打都可以。

### 曲池穴

功效

位於曲肘橫紋外側端，肘骨曲角內緣陷中，曲肘覆手取之而得穴名。「曲池」以有形之水，喻無形之氣，譬水得流通而解淤熱也。

曲池穴

方法

直接按摩穴位局部的按壓疼痛處或局部肌肉緊繃結成硬塊的區域，直到感覺明顯痠脹。每天做3～5次。

### 血海穴

功效

海，水之歸也。本穴在膝上內側，按之凹深，治崩漏經帶，以及男女其他血分諸病，猶言治血症之淵海，故名「血海」，又名「百蟲窩」。因為血海穴善治濕癢瘡毒者，這是中醫以前沒有顯微鏡能看到細菌或黴菌，但是能肉眼認識到病兆局部的環境，因此認為濕癢之瘡，都是因為濕熱生蟲引起，本穴能治此症，故名為「百蟲窩」。而經漏下血諸症，由於血不歸經者居多，猶河漕淤而水溢流也。應治以通因通用，行開淤之法，若概以補塞為治，與築堤遏流何異。治療宜引血歸經，猶導洪流入江海也，故名之以海，此依治法言也。

● 方法

直接按摩穴位局部的按壓疼痛處或局部肌肉緊繃結成硬塊的區域，直到感覺明顯痠脹。每天做3～5次。

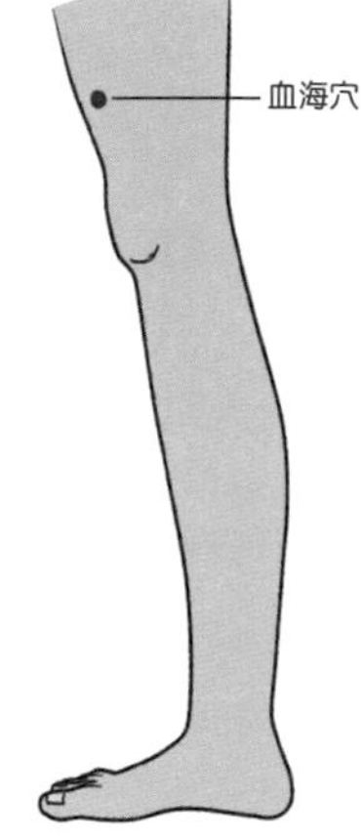

# 2.7 高血壓，從肝顧起

高血壓指的是靜止狀態量測血壓時，當收縮壓超過140mmHg，舒張壓超過90mmHg。多數高血壓患者在初期並沒有明顯症狀，只會有頭暈、頭痛、頭重昏沉、頸項緊繃不舒服，很容易跟疲倦、

**高血壓分期**

| 分期 | 收縮壓（mmHg） | | 舒張壓（mmHg） |
|---|---|---|---|
| 正常血壓 | <120 | 和 | <80 |
| 高血壓前期 | 120～139 | 或 | 80～89 |
| 第1期高血壓 | 140～159 | 或 | 90～99 |
| 第2期高血壓 | 160～179 | 或 | 100～109 |
| 第3期高血壓 | ≧180 | 或 | ≧110 |

註：需監測2次以上及連續3次在不同時間內測得平均血壓值皆大於140/90mmHg時，才能夠診斷為高血壓。

感冒等症狀混淆，導致患者不容易察覺。通常是在健康檢查或是有嚴重併發症的出現心肌梗塞、腎衰竭，甚至視網膜出血、中風等嚴重情況，才發現自己血壓高。

傳統中醫沒有高血壓這個病名，一般中醫依照症狀表現將高血壓和眩暈、頭痛、風眩[33]等病症聯繫在一起。

高血壓是慢性病，早期病變時涉及中小動脈病變，中晚期累及心腎腦可併發心室肥大、腎衰竭等毛細微血管病變，或眼部病變的視網膜出血、黃斑部病變。對應的是，中醫有「久病入絡」、「久病必虛」、「久病及腎」、「久病必瘀」、「久病怪病皆屬於痰」之說。

臨床上，很多患者是因體檢時才知道自己血壓高，但是自身無任何自覺症狀表現，中醫若辨之「風眩」或其他病證，違背中醫辨證論治的精髓，難免欠妥。個人認為「風眩」難以全面地概括高血壓病的本質，無論是「風眩」、「頭痛」或「眩暈」抑或僅血壓升高而無症狀表現者，根據我多年臨床經驗，《黃帝內經》裡提到的「脈大堅以澀」及「脈脹」[34]才是其根本所在。

明代醫家張介賓在《類經》中解釋：「脈大者，邪之盛也，脈堅者，邪之實也，脈澀因氣血之虛而不能流利也。」「脈脹」以血脈理論為基礎，病位當然首先在血脈。西醫認為心臟的血液輸出量、周邊血管的阻力和血管裡血液的質量是形成血壓的三大要素。用中醫理論來解析：血壓屬於血脈的範疇，血脈構成的三要素亦是心、脈管及陰血。心主身之血脈，心氣是推動全身血液流動的原動力。脈管如同河道一樣通暢無礙，血脈瘀滯，例如痰濁內阻，膽固醇沉積造成動脈硬化而使脈道狹窄不暢，血脈順暢才能「營周不休，五十而復大會，陰陽相貫，如環無端」。最後是陰血材質，中醫特色在於可以多加以區分成陰（血漿為主的血液溶劑）和血（血球和膽固醇等溶質成分），陰血材質優良才能滋養濡潤周邊組織。

血脈期，相當於高血壓早期，可能無臨床症狀，但是血壓已經>130/85 mmHg，此時還可以用生活作息，運動，飲食控制來改善，一旦確診為高血壓（>140/90 mmHg）就需要藥物治療。若病位在臟，「心脹者，煩心短氣，臥不安」，可能出現疲勞失眠、胸悶心悸、心絞痛、心肌梗塞等病症；病位在腑，如腸道、腦、髓，又遇上情緒失調或大便艱難，血壓一下子升太高，《素問》提到：「血有餘則怒，不足則恐。」「大怒則形氣絕而血菀於上，使人薄厥。」因此可能出現言語不利、反應遲鈍、痴呆等腦中風現象。

所以在臨床上我治療高血壓會以「脈脹」、「脈大堅以澀」為根本思想，並依虛實辨證為綱領，辨清病位與虛實後予以適當的治療方針，往往會得到很好的療效，有助防治各種因為高血壓併發的心腦血管疾病。

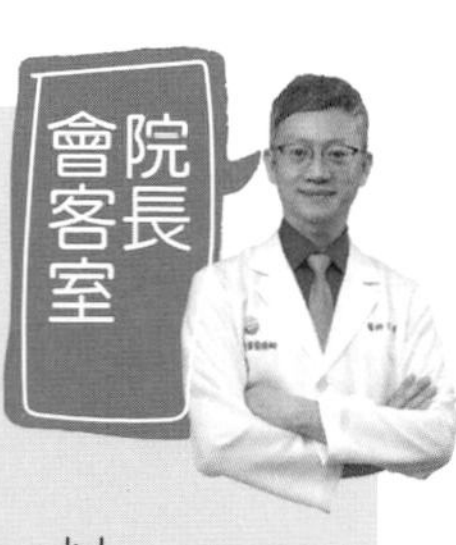


中醫治療高血壓以「脈脹」理論來區分，可以分為三個類型：

**第一類型：痰濕壅盛型**

高血壓前期最常見到氣虛痰濕壅滯型，病患通常不是因為高血壓來就診，而是因為生活過勞、工作壓力，又加上運動量不夠，或是年長患者會開始呈現陽氣虛的胃脹納差、頭暈、頭脹、心悸、多汗、身困肢麻，或是平素多菸酒的早衰病人，常常會覺得躁熱，吹到風又很怕冷，尤其是飯後會有「肚飽眼皮鬆」的睏倦頭鈍鈍感。這是因為脾胃氣虛導致痰濕壅滯的清陽不升，濁陰不降。

心氣是推動全身血液流動的原動力，直接的心氣虛或間接的脾胃氣虛導致推動氣力不夠。陽氣虛導致心悸心慌，胃脹納差，身困肢麻；濁陰不降，就會頭暈、頭脹，自覺燥熱。此時量測到的血壓偏高是人體為了保證足夠的清陽能夠上達頭面，就會升高血管壓力，用以調動更多的氣血到頭部，這是人體緩解頭暈目眩所做的代償反應，是身體的自救行為。這時如果服用西醫降壓藥或服用中醫平肝潛陽類的藥物，如羚羊鉤藤散或知柏地黃丸去降火時，症狀不僅不會得到緩解，反而還會加重頭暈乏力，大便溏，小便有殘尿感等現象。

【治療原則】這類型我通常使用**半夏白朮天麻湯**搭配**補中益氣湯**來化痰降濁，痰濕壅盛常常導致氣機不暢而瘀血內阻，所以還要加上活血化瘀的丹參、川七等藥物。若是脈澀或舌有瘀象可以直接再加上**通竅活血湯**來活血化瘀。我們可以發現患者服用後通常胃口及精神會變好，服用後也會覺得體內有一股支撐的力量，不再彎腰駝背，外觀可以變得比較自然挺直，不會有肩頸僵硬、頭重如裹，像戴安全帽似的頭傾視深或頭重昏沉，人就會有精神，思緒敏捷。

## 第二類型：陰虛陽亢型

陰虛導致肝陽上亢的高血壓是臨床上最為常見的因為高血壓而前來就診的證型，主要是陰血材質不好或虧虛所導致。呈現的症狀就是肝腎陰虛的腰膝痠軟、耳鳴、舌紅少苔，加上肝陽上亢的煩躁易怒、目赤、口苦、尿赤、便秘，嚴重時或正在發作時可能見到眩暈，目瞀（也就是臺語說「目珠瞀」，眼睛看不清楚），頸項僵硬等下虛上實的臨床症狀。

【治療原則】這類型高血壓我通常選擇**天麻鉤藤飲**或是張錫純的**鎮肝熄風湯**來滋陰平陽潛陽，讓趨勢向下降。

若是陰虛為主（血液溶劑不夠），可以搭配**杞菊地黃丸**補益肝腎，最好是再加上輕劑量的附子、肉桂，成為一個陰陽一起調服，對血壓穩定，反而會非常有效。古人云：「善補陰者，必於陽中求陰」，所以把溫陽藥加進去陰虛主藥裡面，才能控制住因長期睡眠失常及血液組織液的質量滋潤不足所造成的自律神經失調。

若是心肝火旺為主（血液溶質過於濃稠），身材壯實，營養狀態比較好，沒有明顯的虛弱表現者，可以搭配**三黃瀉心湯**合**三化湯**（加入乾薑、紅棗，會比較顧胃，而且比較好吃），尤其小腹鼓鼓的，大便不太通（例如腑實證），陳修園讚揚「諸方無效者，瀉心湯百試百效。」根據我的經驗，對於輕、中度原發性高血壓患者有良好的降壓效果，且服藥過程中，患者的膽固醇、三酸甘油脂也能夠下降，頭痛、心悸等症狀也能獲得改善，可用於預防腦血管意外的發生。

《神農本草經》將黃連列為上品，功效為久服令人不忘。苦味藥通常含有豐富生物鹼，可以將人體代謝的酸性產物例如尿酸、脂肪酸、乳酸等中和掉，當然就可以變成台語講的「兩腳強，就三腳勇」重振男人雄風，才不會低頭只能看到大大的小腹。正如《千金方》所說的，可治療男子五勞七傷……，久服可以走逐奔馬。

## 第三類型：鬱熱上擾清竅／風寒直中少陰型

高血壓病患一半以上會合併高血脂及高血糖症狀，或是夏季待冷氣房太久或直接對著電風扇吹，造成血管收縮或腎臟血流量降低，而血壓攀高的情形，直接因素可能是因為脈管變硬彈性不夠，間接因素則是影響收縮脈管機制，導致脈管變窄，而增加周邊阻力。這類病人體質屬鬱熱上擾清竅型，常見主訴頭面脹痛、全身痠痛、眠淺、多噩夢、易驚醒，有恐懼感、躁動不安。

【治療原則】這類型高血壓治療依照季節變化，處方用藥也不同。夏天用**溫膽湯**合**三仁湯**來清化痰熱，冬天用**溫膽湯**合**麻黃附子細辛湯**或**小續命湯**來解除寒氣鬱閉。冬天或夏天使用的這兩組方藥都可以開通脈管，這樣不僅血壓值會恢復正常，血管也不會因為寒溫變化而快速地收縮、擴張，造成血管栓塞，或血管破裂。

溫膽湯是壯膽藥，符合台語說「沒膽」病患，可以改善因為驚恐憂鬱等畏畏縮縮所引發的自覺症狀，或是旁人從背後拍背，會很容易被嚇到的也是溫膽湯的適合患者。三仁湯主症為「頭痛惡寒，身重疼痛，舌白不渴，脈弦細而濡，面色淡黃，胸悶不飢，午後身熱，狀若陰虛，病難速已。」三仁湯能清利濕熱、調達三焦氣機，氣機一暢達，人就會覺得神清氣爽，通體舒暢，感覺良好。

### ★柴胡加龍骨牡蠣湯治療高血壓伴隨病症

伴有抑鬱傾向的高血壓患者，多表現為疲勞感明顯，性慾低下，睡眠障礙，情緒不穩定，工作效率下降，驚恐不安，多惡夢，或有胸腹悸動，可使用**柴胡加龍骨牡蠣湯**治療。有睡眠障礙者，可用柴胡加龍牡湯加上磁石、黃連。早、中、晚期皆可用。

老年人腦梗塞以及血管性失智症，表現為記憶力下降、思維遲鈍，煩躁或失眠。柴胡加龍骨牡蠣湯有提高記憶力、改善睡眠品質、抑制抑鬱的效果。諸多研究已證實柴胡加龍骨牡蠣湯對下丘腦—腦下垂體—腎上腺軸以及大腦單胺類神經遞質的顯著調節作用。血管性失智症可以配合**桂枝茯苓丸**使用；阿茲海默症，見舌乾紅者，可以加上**梔子厚朴湯**。

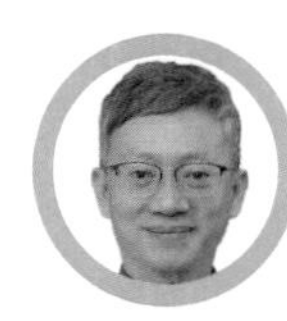

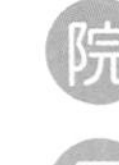

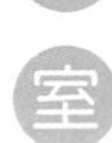


高血壓的發生除了與遺傳因素有關，日常飲食中攝入過多鹽分是重要關鍵點。鹽帶來的口感是鹹。《內經》記載：「鹹入於胃，其氣上走中焦，注於脈，則血氣走之，血與鹹相得，則凝……。血脈者，中焦之道也，故鹹入而走血矣。」「鹹傷血」「多食鹹，則脈凝泣而變色。」

鹹為「陰中之陰」，乃厚重之味，「味歸形」，鹹的味厚，參與人體病理型態的脈管阻塞。「脈凝泣而變色」說明高鹽飲食會引起血管的內皮損傷，動脈粥狀硬化。鹹乃腎之味，北為腎之位，北方生寒，寒主收引、凝滯，「寒傷形」，可引起脈管攣縮，致使脈道狹窄，血流不暢；「血脈凝泣」，「寒則脈緊」，脈緊則脈應指弦、澀、大，「寒勝則陽氣不行，為脹滿虛浮之病」，此即「脈脹」，也符合血壓值冬季高於夏季規律或晚上血壓高於晨起血壓的狀態。

最後，提醒七、八十歲以上的老年人在健康檢查中發現有高血壓，卻無高血壓患者常見的脖子緊、頭暈症狀，而且每次服用降壓藥後，反而出現全身不舒服症狀，包含全身痠痛、全身無力、心悸、胸悶、睡不好、頻尿等症狀，嚴重影響生活品質，其實這是老年人生理正常退化過程中，因心血管彈性及功能變弱而導致，屬於代償性高血壓。代償性高血壓只要能維持身體的正常供應，並不會有太大危險。換句話說，有些人的身體需要這樣代償才能維持全身氣血運作，肌肉組織也才有充足血液可以供應，若硬將其血壓值降到標準120mmHg以內，就會少了很多壓力去供應全身的氣血，容易造成周邊組織缺血，反而造成不舒服。所以若故意破壞了人體自我的平衡，而去將就所謂的平均值，反而容易引發問題。

## 茶飲改善高血壓問題

### 高血壓小小方

**材料**

九節菖蒲6克、葛根5克、獨活6克、知母3克、杜仲3克

**作法**

1.以上藥材打成粗末，分成10份，以過濾袋裝袋。

2.取一份以300~500毫升90℃的熱開水沖泡，燜1分鐘即可取出藥包，可以重複回沖2次。

**說明**

1.此小小方藥材藥氣迅行，不宜燜泡超過1分鐘。1天一包，連續吃5天為一療程。

2.九節菖蒲可以降肺補腎，癲狂、憂鬱、精神病等情志問題使用九節菖蒲效果不錯。葛根是開大椎局部的特定藥，能將中焦水分運到外焦，治療中焦水多、

腹瀉，能緩解肌肉痙攣特定藥，是治療全身肌肉疾病的特定藥。獨活的起點在頭，終點在足。能引外焦能量下行，橫掃外焦一切妨礙。知母可有效製造空間，常用於治療空間狹窄，例如椎管狹窄、頸椎病、滑脫等病症。杜仲是補腎藥，起點在腰，經過尾閭，終點在下焦會陰，是治高血壓舒張壓高的特定藥，對舒張壓高有很好的作用，對於高血壓有畫龍點睛的效果。

## 穴位按摩改善高血壓問題

高血壓患者，在藥物控制的同時，輔以穴位按壓，雙管齊下，效果更好。中醫選穴位不能只依靠西醫思維高血壓屬於心臟病變，還要找出涉及的相關經絡。「腎包——陽明」，腎經、心包經——大腸經、胃經，這四條經絡有諸多關聯性並形成一個整體平衡，根據經絡循行時間，腎與心包經相鄰，而腎經與大腸經都是3～5點，時辰相同，此外，大腸經與胃經同名為陽明經，而心包經與胃是厥陰陽明別通經的關係。最後再根據全息理論找出平衡經絡的相應穴位：左內關、右湧泉、左豐隆、右三間。按壓這些穴位，就是中醫治療整體平衡成功的關鍵，可以作為平時的保健按摩穴。

### 功效

1. 內關穴：心包經的絡穴，通於陰維。《難經》：「陰維為病，苦心痛」。而十總穴歌：「內關心胸胃」，因此，內關穴可以治療位於心、胸、胃等臟腑器官的問題。
2. 豐隆穴：胃經的絡穴。《玉龍歌》：「痰多宜向豐隆尋」。在中醫「痰」是指身體代謝不掉的較為濃稠物質，因此豐隆穴除了降壓，也可以降血脂等三高症狀。
3. 三間穴：屬於大腸經。第二掌骨可以看作是整個身體的全息投影，心臟位於胸部較接近頭部，所以三間穴較符合心臟在第二掌骨的全息投影位置。

4. 湧泉穴：屬腎經，在足底反射圖的心臟部位，穴感強且威力大。

● 方法

直接按摩穴位局部的按壓疼痛處或局部肌肉緊繃結成硬塊的區域，直到感覺明顯痠脹。每天做3～5次。

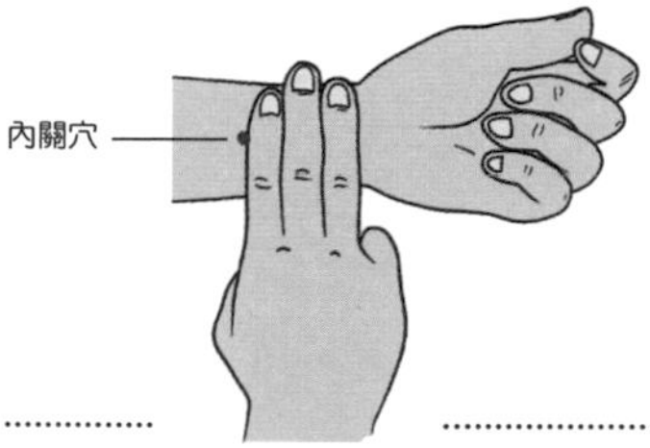

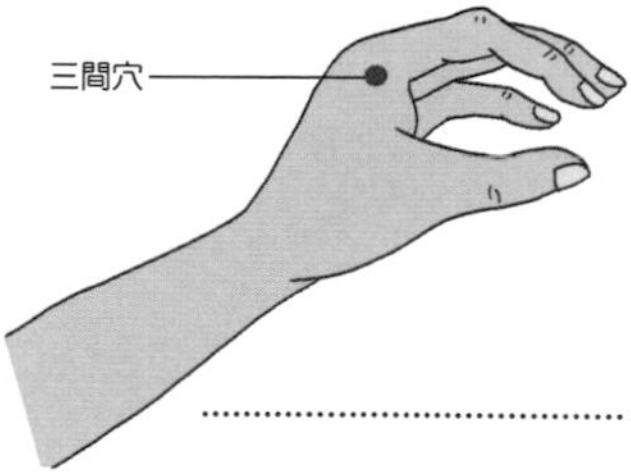

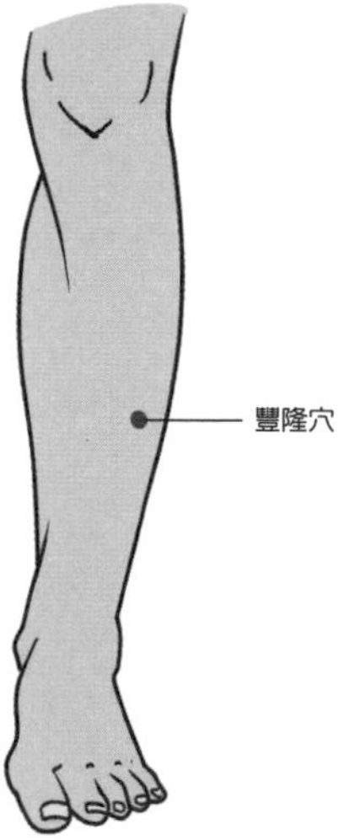

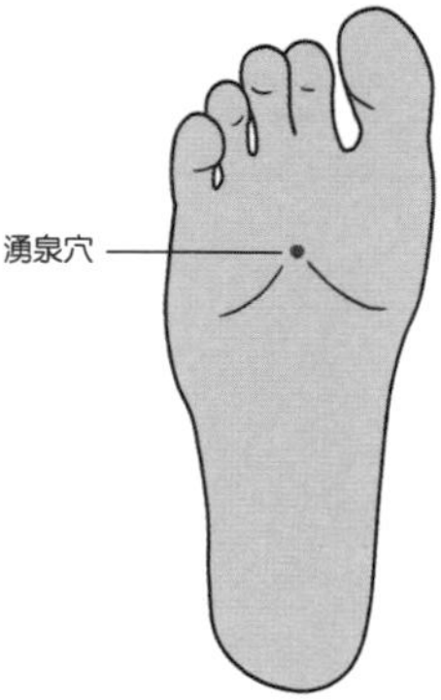

三間穴

內關穴

湧泉穴

豐隆穴

33 諸風掉眩，皆屬於肝。（出自《素問・至真要大論》）
是以頭痛巔疾，下虛上實，過在足少陰、巨陽，甚則入腎。（出自《素問・五臟生成篇》）
風痰閉壅眩暈，必胸膈痞塞，項急，肩背拘倦，神昏多睡，或心忪煩悶而發。（出自《雜病源流犀燭・頭痛源流》）

34 黃帝曰：脈之應於寸口，如何而脹？岐伯曰：其脈大堅以濇者，脹也。（出自《靈樞・脹論》）

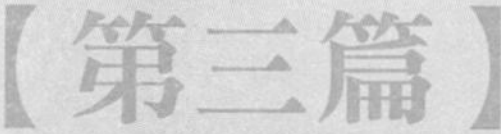


# 護肝細節藏在日常裡

中醫的肝系統主宰人體氣血、情緒的疏通，與主導陰陽平衡的神經內分泌系統息息相關，因此身心健康與否，肝系統扮演關鍵角色。誠如中醫經典《黃帝內經》所言：「上古之人，其知道者，法於陰陽，和於術數，食飲有節，起居有常，不妄作勞，故能形與神俱，而盡終其天年，度百歲乃去。」想要讓身體維持在一個平衡健康狀態，必須從日常細節落實護肝行動。

## 維持規律的生活作息

肝膽是人體經絡氣血循環的最後一站，時間是晚上11點到凌晨3點。當天睡飽休息夠了，才能在隔天的早晨有美好的甦醒，以欣欣向榮煥發的精神，迎向嶄新的每一天。千萬不要熬夜或晚於11點睡覺，此時應該要進入深層睡眠了。

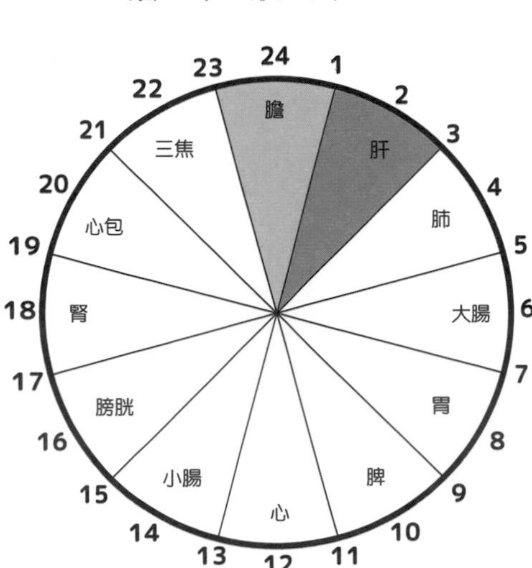

## 建立均衡健康的飲食習慣

肝膽是消化、排毒、代謝的器官，不均衡、不健康的飲食會增加肝膽負擔，例如攝取過多的精緻糖或反式脂肪、油炸燒烤類食物，或者喝酒過量，容易造成身體慢性發炎（台語稱「火氣大」），長期處在一個慢性發炎狀態，易誘發肥胖、糖尿病、心腦血管病變，甚至癌症。

## 適度補充護肝護眼好食

缺乏鎂等營養素會導致焦慮、失眠、偏正頭痛、痛經、肌肉抽動抽筋，怎麼休息都無法緩解疲勞，所以多補充蔬菜（尤其深顏色）、全穀類、堅果種子等富含鎂的食物，可為肝膽提供營養，讓人變「鎂」。肝開竅於眼，葉黃素無法藉人體自行合成，需從食物來源或是保健食品中補充，食物中的金黃色玉米或菠菜等，富含葉黃素、玉米黃素，能預防白內障的發生、保護視網膜，還能降低眼睛黃斑部病變，護眼效果佳。護肝護眼不要怕吃蛋黃，因為蛋黃的葉黃素和玉米黃素比蔬菜的更能被人體消化吸收利用，蛋黃中也含有鋅，若缺乏鋅則會影響維生素A的運轉。此外還要多吃含胡蘿蔔素的花椰菜和胡蘿蔔，胡蘿蔔

素會轉換為維生素A，有益人體表面肌膚與眼睛健康。

中藥材的枸杞能滋陰補腎、養肝明目，現代醫學研究發現，枸杞具有降血脂、抗脂肪肝等作用，每日晚餐後直接咀嚼10顆為宜，不用多吃，當脾胃有寒、拉肚子時則不建議食用。這樣多方補充才能擁有「睛彩人生」。

◎提醒：民間流傳養肝的牛樟芝，以降肝火、恢復肝臟機能為訴求，因為藥性苦寒，最好先諮詢中醫師的意見，了解自身的體質，再做選擇。

## 養成規律運動習慣

1. 運動的好處多多，但每週規律的運動才能提升體能改善健康。體能活動不是只有常常聽到的散步、健走、瑜珈等心肺有氧運動（每週累積至少150分鐘），還有不可或缺的肌力強化活動。成年人在日常生活中可以進行的肌力強化活動包括：提兩瓶家庭號鮮奶、搬重物、爬樓梯等；在健身房則有更多選擇，比如利用啞鈴、槓鈴或是不同機械器材，來強化更多部位的肌肉。每週在非連續的日子做至少2天。

2. 鍛鍊主要的肌肉群，包括胸、肩、上背、腰背、腹、髖、上肢和下肢。

3. 每次鍛鍊時，每組主要肌肉群做2～3組，每組8～12次。

4. 選擇能讓自己樂在其中的身體活動有助於平常規律進行，有時候也可以嘗試不同的身體活動種類，讓運動更有新鮮感，也可訓練不同部位的肌肉群。除了心肺有氧運動與肌力強化活動外，柔軟度、手眼協調、反應及防跌的訓練都是很好的選擇。

◎提醒：在預備實施運動計畫之前，須先進行運動前的健康評估，或事先徵詢相關醫療人員有關針對個人的運動建議，並遵從所有處方箋上的規定。

## 保持正向積極的心態

正向積極的生活態度有助心情愉悅。心事較多、情緒煩悶，肝膽容易鬱結，所以應該每天都盡量保持愉快的心情，尋找適合自己的舒壓方式，遇到情緒困擾要及時調整。當人的心情好時就會充滿熱情、滿懷喜悅，使人精力充沛，身體自然健康，也就達到延年益壽，中醫養生的目的了。

【第四篇】

# 附錄

# EFT釋放情緒技巧（摘自李玉光Hogan版的EFT敲法）

如果身體出現了某種不適的症狀，是提醒自己去處理相對應的情緒的最好時機。舉例來說，當感覺到胃痙攣胃痛時先別急著第一時間去吃胃藥，可以暫停下來，感覺疼痛背後是不是帶著什麼情緒？這時候可以使用「情緒釋放技巧（Emotional Freedom Techniques，EFT）」來幫忙連結症狀與情緒的互相對應關係。

這技巧非常簡單，而且短短十來分鐘就能快速見效。透過敲打身體的幾個部位，把你不自覺埋在心底的抽屜敲開，此時情緒自然就會被釋放出來而自由自在，無所罣礙。

## ◎執行步驟

1. 設定一個肯定句，內容包含困擾你的事情或情緒，越具體明確越好。例如：即使我頭痛到睡不著，我覺得很焦慮（不適症狀與相對應的情緒），我依然深愛並接納我自己。

2.評分問題現在困擾我的程度，請從0～10分評分。

3.打開能量開關（雙手手刀互敲），同時念3次肯定句，念快念慢隨意，也可以不講出來念在心裡。

4.接下來，依順序敲打以下十三個點。從(1)眉頭點「攢竹穴」，(2)眼尾點「瞳子髎穴」，(3)眼下點「承泣穴」，(4)鼻下點「人中穴」，(5)下巴點「承漿穴」，(6)鎖骨下點「氣戶穴」，(7)腋下點「淵液穴」，(8)拇指點「少商穴」，(9)食指點「商陽穴」，(10)中指點「董氏膝靈穴」，(11)小指點「少衝穴」，一路敲到(12)手刀點「後谿穴」。一個點一直敲，敲到肯定句唸5遍，才換下一點。穴位有左右兩邊的單敲一側，眼睛開或闔皆可。拇指點開始，因範圍小，用右食指如敲木魚一樣敲左大指少商穴，依序食指，中指，跳過無名指，到小指的橈側，才手刀點互敲。

5.最後，敲(13)「廣效點」（董氏三叉三穴＝無名指，小指的掌骨間凹陷處），還是肯定句唸5遍，但是要多做「九項整體步驟」加強效果。

A閉眼，用力閉眼睛一下，依序B再用力睜開眼睛，C瞪左下方，D瞪右下方，E順時針轉眼球一圈，F再逆時針轉一圈，G唱小曲兒（哥哥爸爸真偉大，哥哥爸爸真偉大，兩句就可以。也可以祝你生日快樂，祝你生日快樂……），H快速數1～5，I剛

剛小曲兒重複唱一遍。收工。

6.完成一回合，身體動一動，做幾次深呼吸，吐氣時輕聲對自己說「放鬆」。

7.再評分一次，比較前後指數是否減低。

8.可以重複敲打，處理同一個問題，或其他困擾。

9.想停的時候就可以停。一天敲幾次沒限制。

掃描QR Code看「一起學起來！EFT釋放情緒技巧」示範影片

## 神經催眠再模式化（NHR）

神經催眠再模式化（Neuro Hypnotic Repatterning，NHR）是理查•班德勒（Richard Bandler）博士開發的技術，他認為「人們所做的許多事情，例如害怕或沮喪，其中許多事情會在體內形成一系列反應變化。NHR會改變人們的感受方式，並在人們進入抑鬱症或精神疾病的一系列變化之前改變反應。例如突然變得生氣、害怕或害羞。他們必須在某一點開始變得害羞，所以在這點之前，可以利用時間，記憶，感覺，語言和狀態等原理進行改變。隨著我們對大腦的了解的增加，我們在精神上，心理上和身體上控制它的能力。這是一次偉大而奇妙的新冒險，因為新的知識遠景正在我們面前展現。」其中原理及操作如下：人的感覺，是一種流動的能量，這些能量流動在五臟六腑，包含西醫的大腦。人的慾望、行動力，若視為一種流動的能量，它不一定存在大腦裡，有時候是在身體其他位置，通常會在橫隔膜以上的「情緒體」，如喉嚨、胸腔，或是橫隔膜以下的「感受體」，如胃部、腹腔，甚至在四肢都有可能。

「七情」是由五臟所控制的，我們都知道肝主怒，腎主恐驚。因為真正的「意識」（中醫所謂的心神）不只存在大腦裡。我們的七情就是由五臟控制的。同樣的貪吃，想吃甜食的情緒慾望也是由臟腑掌控。先有這種概念後，我們還要了解一件事，能量並非靜止不動（量子力學），世界萬物都是能量構成的，即便是看起來靜止不動，但如果你能微觀到粒子，就不難發現粒子是高速轉動，只是密度的關係度讓你看起來它好像不會動而已。

我們手握輪胎坐在旋轉椅上，輪胎垂直地面，請旁人用力轉動輪胎。輪胎垂直地面轉動，我們改變輪胎方向，我們身體就會轉動。這是慣性原理。如果說的更深入一些，這個現象與角動量守恆原理有關。而當我們知道有形的輪胎轉動會影響身體，同樣地，無形的感覺的流動也會影響身體。

所以我們人體器官的連結就跟腦神經突觸一樣巧妙。換言之，身體是大腦的延伸，因此，有人說『我感覺很挫折』，的時候，應該要問他：『在哪裡？一開始出現在哪裡？這種感覺一開始出現在你身體的哪個部位？後來又移到哪裡？』這種感覺依照量子力學，不會靜止不動，一定會循著中醫的肝膽經絡脈絡通道或是西醫解剖列車的筋膜架構移動到某處或朝某個方向移動。所以通常我用NHR來讓個案對於密集恐懼症、嘴饞、帶狀皰疹神經痛等進行練習而可以掌控自己的感覺。

# 倒數導入睡眠法

藉著這技巧，進入一種身體放鬆、內心寧靜的狀態，可以用自己此時專注、專心一致的意識，引導我們的潛意識，一起協助我們達到優質睡眠的目標，獲得充分地休息、充電，品質好的睡眠。

有好的品質睡眠之後，也要有能力準時醒來，才可以擁有精彩的活力的一天，活出我們想要過的幸福美滿生活。

所以在進行倒數導入睡眠之前，必須先跟自己對話三遍說：

「今晚我會睡得非常熟、非常深沉，而且會在明天（預計醒來時間，如早上六點鐘）準時醒來，醒來之後頭腦清晰，活力充沛，感覺很好！從今天起，每一次我使用倒數法來睡覺，都會讓我一天比一天更好！」

而且要在隔天快醒過來時先跟自己對話說：

「每天，在各方面，我都越來越好！」這段話念21遍，反覆對自己暗示，暗示完畢後，

你就可以睜開眼睛醒過來，整個人會感覺到神清氣爽，容光煥發。

這倒數導入睡眠技巧的原理：促成我們知覺窄化聚焦的專注狀態。

例如看八點檔非常專心投入，就聽不見旁人的呼喚。又例如籃球選手專心一意注意那顆投出的圓球，電影是不是常常用慢動作、靜音畫面，而將觀眾的呼喊聲置之度外，全部的注意力都只有聚焦於球的運動軌跡而沒有任何雜念。

因為知覺窄化與專心投入的原因，使得人體進入寂靜睡眠，也就是能夠不靠意識，自動自發地遵循人體睡眠步驟軌跡，也就是身體陽氣會自動打開腎經湧泉穴的睡眠之門，進入人體深沉睡眠，而充分發揮溫養我們的五臟六腑的能力，進而恢復身體的健康與活力。

就像我們學生時期，上課鈴聲響了，同學們還在大聲小聲地說話，教室內嗡嗡作響，忽然間，導師進門了，就在導師現身教室內的那一瞬間，所有談話立即停止，絕對寂靜，彷彿連自己的心跳聲都能聽見的。自然我們就知道這是要進入上課的瞬間了。老師出現之前的教室嗡嗡聲，就跟我們要睡覺時候的內在雜念紛飛一樣，只有利用專注而放鬆的倒數導入技巧，才能夠抓到那一瞬間的寂靜，身體才會知道而且同時自然的進入睡眠的節奏。

## 規律地深呼吸對身心靈好

睡前規律地深呼吸，讓身體習慣進入睡眠的alpha波狀態。許多研究都不約而同指出，這樣的規律深呼吸，有助於頭腦進入寧靜的alpha波，從而喚回呼吸的本能，把紊亂的呼吸模式與呼吸節奏調回人體原本最自然狀況，也釋放出平常沉積過久的壓力，讓身體重新軟開機，因此注意力和體力狀態也跟著恢復。

因此要做「倒數導入睡眠法」的時候要先讓自己身體放鬆，那如何放鬆呢？靠幾次的alpha波深呼吸。

首先，要先找到一個最輕鬆的的姿勢，可以維持一個晚上睡眠的姿勢。你可以調整一下，找到一個最舒服，最自然，最放鬆的姿勢。入眠的過程中，如果你真的想要移動，抓一抓鼻子，摳一摳臉，都可以，只是動作請你「放慢」。

當你調整好姿勢以後，我們會先建立你的呼吸。

你的呼吸與你的身體之間，那個連結的關係，請你閉上眼睛，眼睛一閉起來，你就開始感到放鬆了。注意你的感覺，讓你的心靈像掃描儀一樣，慢慢地從頭到腳掃描一遍，你的心靈掃描到哪裡，哪裡就放鬆下來。

現在開始，你發現你的內心變得很寧靜，好像你已經進入另外一個奇妙的世界，遠離了世俗，你只會聽到你的呼吸聲音和背景音樂的聲音，其他外界的雜音都不會干擾到你。甚至如果你聽到突然傳來的噪聲，不但不會被干擾，反而會進入更深更舒服的睡眠狀態。

掃描QR Code看「倒數導入睡眠法」示範影片

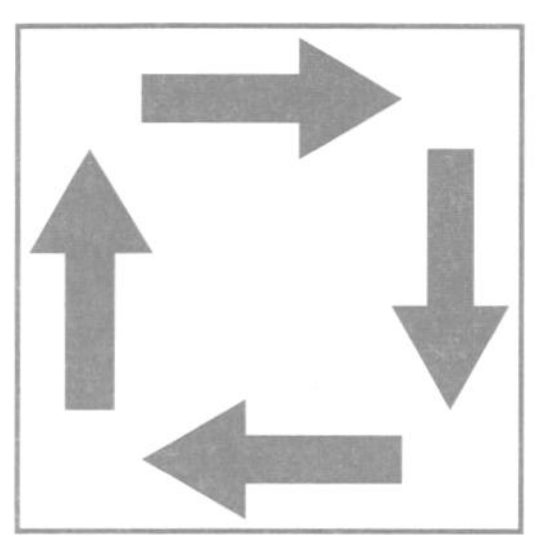


# α波呼吸法

利用α波呼吸法激發「腦內荷爾蒙」促進針灸效果。

1.手機關靜音並收好置放袋內，進行α波呼吸法時不能使用手機。

2.坐於椅面，雙足踩穩，將屁股往後靠，背脊自然伸直。

3.兩手掌心朝上，置於兩旁扶手或中間軟枕上。

4.注意力放在下腹部的丹田。一邊緩緩吐氣，一邊慢慢收腹，直到肚皮向內凹。氣吐盡後，一邊將肚皮緩緩膨出，一邊慢慢吸氣。

5.以吐氣、憋氣，再吸氣，再憋氣各4秒鐘的操作，做5遍以上（視自己放鬆的狀況調整），才

恢復到比正常緩慢的呼吸。

最後，用正面積極的聲音告訴自己：「我是個恢復力很好的人」。

α波，這是人在感覺舒適放鬆狀態下，才會釋放的腦波。

透過α波（阿爾發波）呼吸放鬆身心：

能提升副交感神經的活性（自律神經可分為交感神經與副交感神經，其中的副交感神經作用在增強人體安靜、放鬆與活化消化道）。也就是說，α波（阿爾發波）呼吸能間接調整原本無法以意志控制的自律神經系統，使自律神經恢復正常地平衡。

全副精神都集中在α波（阿爾發波）呼吸，能透過前額葉刺激下視丘（調整自律神經、內分泌等），促進激發「腦內荷爾蒙」分泌。來達到抗壓力作用、止痛作用、鎮靜作用，還可以安撫情緒、減輕焦慮不安感，對憂鬱情緒有正面的療癒作用。

α波呼吸對憂鬱以外的其他多種症狀或疾病也都有效。例如，失眠、焦慮、恐慌症、高血壓、肢體慢性疼痛（例如慢性腰痛）、肩頸僵硬、眩暈，以及耳鳴、眼睛疲勞等眼部或耳部症狀等。

國家圖書館出版品預行編目資料

熱血中醫教你養好肝 ： 一看就懂一學就會!循肝經解病痛、強身健體的健康指南 / 廖述賢著．——初版——新北市：晶冠出版有限公司，2021.09
面；公分．——（養生館；49）

ISBN 978-986-06586-4-4（平裝）
1. 中醫治療學　2. 肝病

413.344　　110012778

養生館 49

熱血中醫教你養好肝
一看就懂一學就會!循肝經解病痛、強身健體的健康指南

作　　者　廖述賢
行政總編　方柏霖
副總編輯　林美玲
文字整理　陳柏儒
校　　對　廖述賢、陳柏儒
插　　畫　胃酸工作室
封面設計　ivy_design
內文設計　王心怡
總 企 劃　馬光健康管理書院
電　　話　07-7905261
傳　　真　07-7905259
地　　址　高雄市鳳山區維新路122號5樓
網　　址　http://www.ma-kuang.com.tw
粉 絲 團　http://www.facebook.com/makuangcollege
出版發行　晶冠出版有限公司
電　　話　02-7731-5558
傳　　真　02-2245-1479
E-mail　ace.reading@gmail.com
總 代 理　旭昇圖書有限公司
電　　話　02-2245-1480（代表號）
傳　　真　02-2245-1479
郵政劃撥　12935041 旭昇圖書有限公司
地　　址　新北市中和區中山路二段352號2樓
E-mail　s1686688@ms31.hinet.net
旭昇悅讀網　http://ubooks.tw/
印　　製　福霖印刷有限公司
定　　價　新台幣380元
出版日期　2021年09月 初版一刷
ISBN-13　978-986-06586-4-4

# / 馬光好書推薦 /

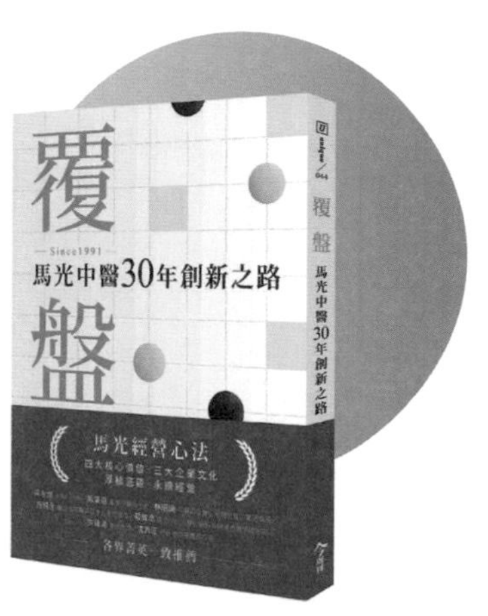


**覆盤：馬光中醫30年創新之路**

作者：馬光中醫　出版社：今周刊

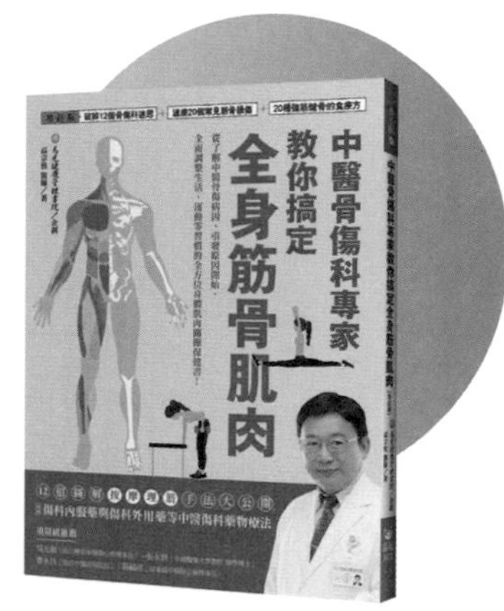


**中醫骨傷科專家教你搞定全身筋骨肌肉**

作者：馬光中醫 高宗桂學術長　出版社：晶冠出版社

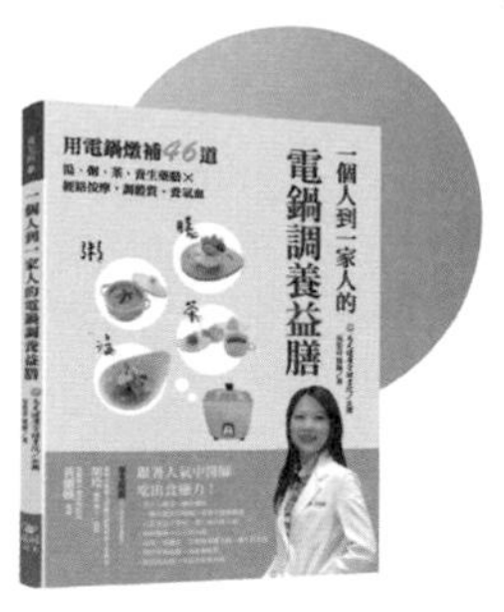


**一個人到一家人的**
**電鍋調養益膳**

作者：馬光中醫明華院
吳怡詩醫師
出版社：晶冠出版社

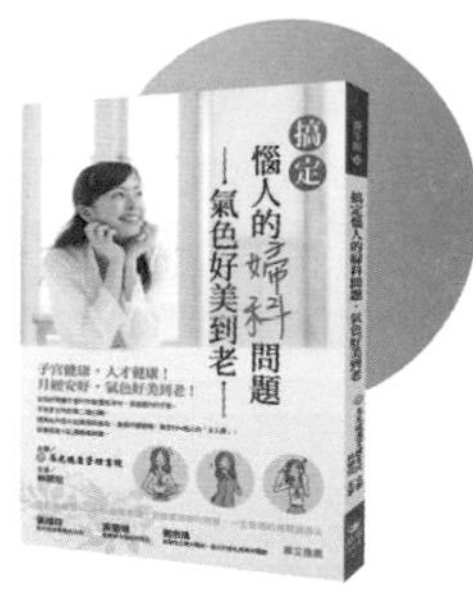


**搞定惱人的婦科問題**
**氣色好 美到老**

作者：馬光中醫明華院
林穎欣醫師
出版社：晶冠出版社

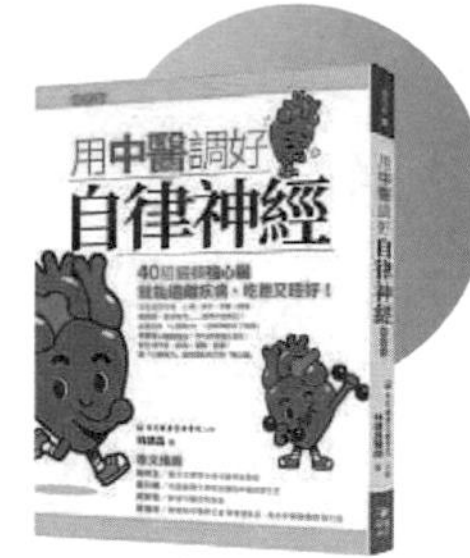


**用中醫調好自律神經**

作者：馬光中醫東霖院
林建昌院長
出版社：晶冠出版社

馬光醫療網

馬光醫療網FB

# 全台16家直營
# 連鎖中醫品牌

Ma Kuang Medical System 16 clinics in Taiwan

MA KUANG

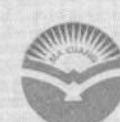

百合馬光中醫
成功馬光中醫
崇學馬光中醫

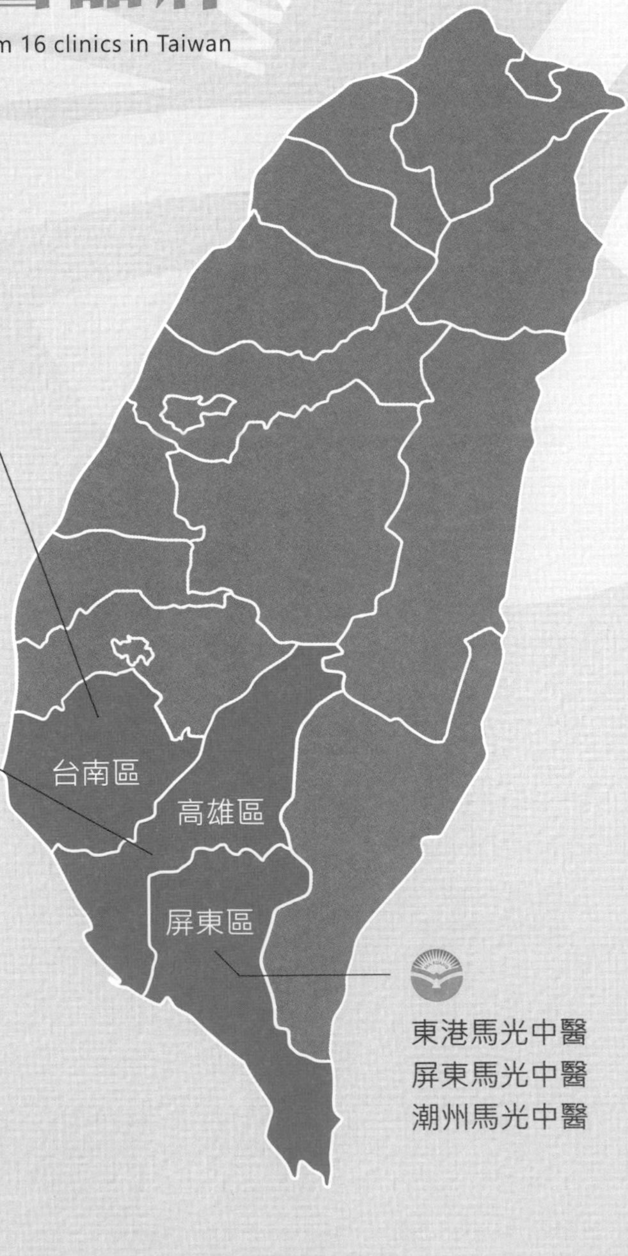

台南區

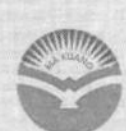

鳳山馬光中醫
建功馬光中醫
東霖馬光中醫
意凡馬光中醫
尚揚馬光中醫
明華馬光中醫
佑昌馬光中醫
橋頭馬光中醫
瑞隆馬光中醫
光華馬光中醫

高雄區

屏東區

東港馬光中醫
屏東馬光中醫
潮州馬光中醫